Die neueren chemotherapeutischen Präparate aus der Chininreihe
(Optochin, im besonderen Eukupin und Vuzin)
und aus der Akridinreihe
(Trypaflavin, Rivanol)

Eine kritische Besprechung des bisherigen Erfolges und der Grundlagen der Therapie

Von

Ernst Laqueur
Direktor des pharmakologischen Instituts Amsterdam

Unter Mitwirkung von

A. Grevenstuk   **A. Sluyters**
Assistent   I. Assistent
am pharmakologischen Institut Amsterdam

L. K. Wolff
I. Assistent am hygienischen Institut Amsterdam

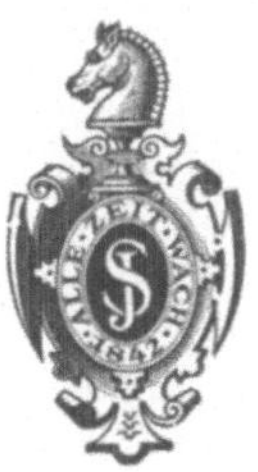

Berlin
Verlag von Julius Springer
1923

Sonderabdruck aus
Ergebnisse der inneren Medizin und Kinderheilkunde
23. Band.

ISBN-13: 978-3-642-89211-0   e-ISBN-13: 978-3-642-91067-8
DOI: 10.1007/978-3-642-91067-8

Inhaltsverzeichnis.

4 Ernst Laqueur:

Literatur.

Einleitung und Optochin.

Abelsdorff: Klin. Monatsbl. f. Augenheilk. 58, 1. 1917.
Askanazy: Dtsch. med. Wochenschr. 1916. I. 557.
Aufrecht: Therap. Monatsh. 1919. 43.
Bacmeister: Münch. med. Wochenschr. 1916. I. 13.
— Ergebn. d. inn. Med. 18, 9. 1920.
Balkhausen: Klin. Wochenschr. 1922. 1360.
Bedell: Journ. of the Americ. med. assoc. 1920. II. 928.
Birch-Hirschfeld: Dtsch. med. Wochenschr. 1916. I. 557.
Bleisch: Berl. klin. Wochenschr. 1918. 447.
Bruce: Arch. f. exp. Pathol. u. Pharmak. 63, 424. 1910.
Cheinisse: Presse méd. 1922. 522.
Cordua: Berl. klin. Wochenschr. 1921. II. 1323.
Crämer: Münch. med. Wochenschr. 1916. I. 853.
ten Doesschate en Storm van Leeuwen: Nederlandsch Tijdschr. v. Geneesk. 1917.
    II. 676.
Dubois: Nederlandsch Tijdschr. v. Geneesk. 1919. I. 1219.
Dünner und Eisner: Therap. d. Gegenw. 1916. 41.
v. Dziembowsky: Dtsch. med. Wochenschr. 1915. 1571; 1916. 1603.
Feilchenfeld: Dtsch. med. Wochenschr. 1916. I. 320.
Fleischer: Münch. med. Wochenschr. 1922. I. 89.
Finger: Münch. med. Wochenschr. 1921. I. 631.
Fraenkel: Therap. Monatsh. 1915. 533.
Frank (Stiel): Zentralbl. f. inn. Med. 1916. 266.
v. Gaza: Grundriß der Wundversorgung usw. Berlin 1921, Springer.
Haike: Dtsch. med. Wochenschr. 1919. I. 684.
Heffter: Münch. med. Wochenschr. 1921. I. 707.
v. Hippel: Dtsch. med. Wochenschr. 1916. II. 1081.
— in Graefe-Saemisch, Handb. d. ges. Augenheilk. Lief. 398—429. 1922, 371.
Klemperer: Münch. med. Wochenschr. 1920. I. 585.
Kloidt: Therap. d. Gegenw. 1922. 170.
Kolmer: Journ. of pharmacol. a. exp. therap. 1921. 17, 431.
— and Idzumi: Journ. of infect. dis. 26, 355. 1920.
— and Sands: Journ. of exp. med. 33, 693. 1921.
Lackmann und Wiese: Münch. med. Wochenschr. 1916. II. 1463.
Laqueur und Magnus: Zeitschr. f. exp. Med. 13, 31. 1921.
Leick: Münch. med. Wochenschr. 1916. II. 1710.
Leschke: Dtsch. med. Wochenschr. 1915. II. 1359.
— Münch. med. Wochenschr. 1920. I. 585.
— in Kraus-Brugsch, Spez. Pathol. u. Therap. 1919. II, 2. 1197.
Lindemann und Mendel: Dtsch. med. Wochenschr. 1916. I. 537.
Loewe und Meyer: Berl. klin. Wochenschr. 1915. Nr. 39.
Lorant: Dtsch. med. Wochenschr. 1916. II. 1355.
Manliu: Berl. klin. Wochenschr. 1916. I. 58.
Mendel: Dtsch. med. Wochenschr. 1916. I. 537.
Merck (Darmstadt): Jahresberichte 1911—1920.
Meyer: Dtsch. med. Wochenschr. 1916. II. 1373.
Morgenroth[1]): Berl. klin. Wochenschr. 1914. II. 1829, [2])1865; [3])1919. II. 715.
— [4])Dtsch. med. Wochenschr. 1918. II. 961. 988.
— [5])Münch. med. Wochenschr. 1921. II. 1635.
— [6])Ber. d. dtsch. pharmaz. Ges., Berlin. 29, 233. 1919.
— und Bumke: Dtsch. med. Wochenschr. 1914. I. 539; 1918. II. 729.
— und Kaufmann: Zeitschr. f. Immunitätsforsch. u. exp. Therap., Orig. 18, 145, 1913.
— und Rosenthal: Zeitschr. f. Hyg. u. Infektionskrankh. 71, 501. 1912.
— und Tugendreich: Biochem. Zeitschr. 79, 257. 1917.
v. Oepen: Inaug.-Diss. Bonn 1917.

Pel: Nederlandsch Tijdschr. v. Geneesk. 1917. II. 2260.
Pincsohn: Berl. klin. Wochenschr. 1916. I. 476.
Pincus: Münch. med. Wochenschr. 1916. II. 1027.
Premsela: Nederlandsch Tijdschr. v. Geneesk. 1919. I. 466.
Raestrup: Münch. med. Wochenschr. 1916. II. 1208.
Reinhardt: Zeitschr. f. Hyg. **95**, 1. 1922.
Rosengart: Dtsch. med. Wochenschr. 1916. II. 1447.
Rosenow: Beitr. z. Klin. d. Infektionskrankh. u. z. Immunitätsforsch. **4**, 412. — Dtsch.
    med. Wochenschr. 1920. I. 9.
Schiemann: Zeitschr. f. Hyg. **95**, 69. 1922.
Schilling und Boecker: Dtsch. med. Wochenschr. 1919. I. 682.
Schittenhelm: Münch. med. Wochenschr. 1920. I. 585.
Schneider: Münch. med. Wochenschr. 1920. II. 1006.
Schreiber: Gräfes Arch. f. Ophthalmol. **91**, 305. 1915.
— Münch. med. Wochenschr. 1916. I. 595.
Smith and Fantus: Journ. of pharmacol. a. exp. therap. 8, 53. 1916.
Spieß: Münch. med. Wochenschr. 1906. 355.
Uhthoff: Klin. Monatsbl. f. Augenheilk. **57**, 14. 1916.
von den Velden: Jahreskurse f. ärztl. Fortbild. 1916. 26. Febr.
Werner: Mündliche Mitteilung an Prof. Morgenroth.
Wolff u. Lehmann: Dtsch. med. Wochenschr. 1913. II. 2509.
Zimmer: Berl. klin. Wochenschr. 1921. I. 508 und Münch. med. Wochenschr. 1921. I. 539.
Zinn: Münch. med. Wochenschr. 1920. I. 585.
Zweig: Wien. kiin. Wochenschr. 1916. I. 319.

Eukupin und Vuzin.

Alexander: Dtsch. med. Wochenschr. 1920. I. 480.
Ansinn: Münch. med. Wochenschr. 1918. I. 531.
Bacmeister: Ergebn. d. inn. Med. **18**, 9. 1920.
Bibergeil: Dtsch. med. Wochenschr. 1918. II. 966.
Biberstein: Med. Klinik. 1922. 168.
Bieling: Biochem. Zeitschr. **85**, 188. 1918.
— Berl. klin. Wochenschr. 1917. 1213.
— Zeitschr. f. Immunitätsforsch. u. exp. Therap., **Orig. 27**, 65. 1918.
Bier: Berl. klin. Wochenschr. 1917. 717, 780.
— Dtsch. med. Wochenschr. 1917. II. 957.
Bijlsma: Zeitschr. f. d. ges. exp. Med. **11**, 257. 1920.
Blumenthal: Berl. klin. Wochenschr. 1917. 780.
Boecker: Dtsch. med. Wochenschr. 1920. II. 1020.
Boehme: Dtsch. med. Wochenschr. 1919. I. 156.
Braun und Schaeffer: Berl. klin. Wochenschr. 1917. 885.
Breslauer: Zentralbl. f. Chir. 1918. 277.
Bruhn: Therap. Monatsh. **33**, 441. 1919.
Cohn: Zeitschr. f. Immunitätsforsch. u. exp. Therap., **Orig. 18**, 570. 1913.
Doenitz: Berl. klin. Wochenschr. 1918. 175.
Eschbaum: Ber. d. dtsch. pharmazeut. Ges., Berlin. **28**, 397, 1918.
Fenner: Dtsch. med. Wochenschr. 1918. II. 1162.
Franke und Hegler: Med. Klinik 1920, I. 628.
Franz: Berl. klin. Wochenschr. 1920. II. 1155.
Friedlaender: Med. Klinik. 1920. I. 339.
Fründ: Münch. med. Wochenschr. 1919. I. 524.
Gassul: Dtsch. med. Wochenschr. 1917. I. 527; 1919. I. 297.
v. Goeldel: Münch. med. Wochenschr. 1919. I. 717.
Goergens: Dtsch. Zeitschr. f. Chirurg. **153**, 1. 1920.
Gutmann: Zeitschr. f. Immunitätsforsch. u. exp. Therap., **Orig. 15**, 625. 1912.
Hahn: Berl. klin. Wochenschr. 1920. II. 1151.
Hauke: Berl. klin. Wochenschr. 1919. I. 584.

Heffter: Münch. med. Wochenschr. 1921. I. 707.
Henius: Dtsch. med. Wochenschr. 1919. II. 1364.
v. Hippel in Graefe-Saemisch Handb. d. ges. Augenheilk. Lief. 398—429. 1922. S. 371.
Hoffmann: Dtsch. med. Wochenschr. 1919. I. 412.
— Berl. klin. Wochenschr. 1917. 913.
Hofmann: Zentralbl. f. Chir. 1918. 921.
Isaac: Münch. med. Wochenschr. 1917. II. 1009.
Kaiser: Dtsch. Zeitschr. f. Chirurg. **149**, 1919. Zit. nach Münch. med. Wochenschr. 1919. 881.
Karo: Dtsch. med. Wochenschr. 1919. I. 266.
Kaufmann: Bruns Beitr. z. klin. Chirurg. **116**, 666. 1919.
Keppler: Zentralbl. f. Chir. 1918 Nr. 24. Zit. nach Dtsch. med. Wochenschr. 1918. II. 780.
Keyßer: Bruns Beitr. z. klin. Chirurg. **116**, 1. 1919.
— Med. Klinik. 1921. 411.
— Zeitschr. f. Chirurg. **162**, 94. 1921.
Klapp: Münch. med. Wochenschr. 1918. I. 497.
— Dtsch. med. Wochenschr. 1920. I. 480.
Kleinschmidt: Jahrb. f. Kinderheilk. **86**. 1917. Zit. nach Bruhn.
Klose: Dtsch. med. Wochenschr. 1919. II. 901.
Krabbel: Dtsch. med. Wochenschr. 1921. I. 325.
Landé: Jahrb. f. Kinderheilk. **86**, 1917. Zit. nach Bruhn.
Langer: Zeitschr. f. d. ges. exp. Med. **27**, 174. 1922.
Leschke: Dtsch. med. Wochenschr. 1918. II. 1271.
Manninger: Zeitschr. f. Chirurg. 1918. Nr. 24. Zit. nach Dtsch. med. Wochenschr. 1918. II. 780.
Meyer: Dtsch. med. Wochenschr. 1920. I. 365.
Michaelis: Dtsch. med. Wochenschr. 1918. II. 966.
— Klin. Wochenschr. 1922. I. 321.
— und Dernby: Zeitschr. f. Immunitätsforsch. u. exp. Therap., **Orig.**, **34**, 194. 1922.
Mobitz: Münch. med. Wochenschr. 1920. II. 843.
Morgenroth[1]): Berl. klin. Wochenschr. 1914. II. 1829, [2])1865; [3])1919. II. 715.
— [4])Dtsch. med. Wochenschr. 1918. II. 961, [5])988; [6])1919. I. 505; [7])1920. I. 365.
— [8])Münch. med. Wochenschr. 1921. II. 1635.
— [9])Ber. d. dtsch. pharmazeut. Ges., Berlin. **29**, 233. 1919.
— [10])Zeitschr. f. Chirurg. **165**. 149. 1921.
— und Abraham: Dtsch. med. Wochenschr. 1920. I. 57.
— und Bieling: Berl. klin. Wochenschr. 1917. 723.
— und Bumke: Dtsch. med. Wochenschr. 1914. I. 539; 1918. II. 729.
— und Kaufmann: Zeitschr. f. Immunitätsforsch. u. exp. Therap., **Orig.** 18, 145. 1913.
— und Rosenthal: Zeitschr. f. Hyg. u. Infektionskrankh. **71**. 501. 1912.
— und Tugendreich: Bioch. Zeitschr. **79**, 257. 1917.
— — — Berl. klin. Wochenschr. 1916. 794.
Neufeld und Schiemann: Dtsch. med. Wochenschr. 1919. II. 844.
Neumann: Berl. klin. Wochenschr. 1918. I. 191.
Oppenheimer: Med. Klinik. 1921. I. 228.
Ostrowski: Therap. d. Gegenw. Nov. 1919. Zit. nach Nederlandsch Tijdschr. v. Geneesk. 1920. I. 1283.
Pfeiffer: Berl. klin. Wochenschr. 1918. II. 945.
Picard: Münch. med. Wochenschr. 1920. II. 808.
Pineas: Klin. Wochenschr. 1922. I. 246.
Prahl: Dtsch. med. Wochenschr. 1919. I. 379.
v. Reyher: Zentralbl. f. Chirurg. 1919. 227.
Ritter: Dtsch. Zeitschr. f. Chirurg. **159**, 1920.
Rosenbaum: Dtsch. med. Wochenschr. 1920. I. 521.
Rosenstein: Dtsch. med. Wochenschr. 1919. II. 757; 1920. I. 365.
— Berl. klin. Wochenschr. 1918. I. 158.
— Zentralbl. f. Chirurg. 1919. Nr. 22. Zit. nach Dtsch. med. Wochenschr. 1919. I. 697.

Schaeffer: Biochem. Zeitschr. **83**, 269. 1917.
— Berl. klin. Wochenschr. 1916. Nr. 38.
Schiemann und Ishiwara: Zeitschr. f. Hyg. u. Infektionskrankh. **77**, 49. 1914.
Schiffner und Spengler: Wien. klin. Wochenschr. 1920. II. 901.
Schneider: Dtsch. med. Wochenschr. 1922. I. 228.
— Berl. klin. Wochenschr. 1917. 509.
Schöne c. s., Bruns Beitr. z. klin. Chirurg. **113**. 125. 1918.
Sommer: Berl. klin. Wochenschr. 1916. 1171.
Specht: Bruns Beitr. z. klin. Chirurg. **119**, 288. 1920.
Stieda: Münch. med. Wochenschr. 1918. II. 1160.
Stutzin: Dtsch. med. Wochenschr. 1918. II. 1196.
Traube: Zeitschr. f. Immunitätsforsch. u. exp. Therap., **Orig. 29**, 286. 1920.
Tugendreich: Berl. klin. Wochenschr. 1916. 242.
— und Russo: Zeitschr. f. Immunitätsforsch. u. exp. Therap., **Orig. 19**, 156. 1913.
Umber: zit. nach Keysser, l. c.
Vermast: Biochem. Zeitschr. **125**, 106. 1921.
von den Velden: Dtsch. med. Wochenschr. 1918. II. 1446.
Wassertrüdinger: Dtsch. med. Wochenschr. 1919. II. 1215.
Wright c. s., Lancet 1912. II. 1633, 1701.
Zülzer: Dtsch. med. Wochenschr. 1920. I. 480.
— Ztschr. f. ärztl. Fortbild. 1918. Nr. 12.

Trypaflavin.

Armstrong, J.: Brit. med. Journ. 1919. I. 709; 1919. II. 170.
Arning, E.: Dermatol. Wochenschr. **72**. 1921.
Baumgarten: Zeitschr. f. Hyg. u. Infektionskrankh. **91**, 511. 1921.
Bashford, Hartley, Morrison: Brit. med. Journ. 1917. II. 849.
Baer und Klein: Münch. med. Wochenschr. 1918. Nr. 35. 970.
Berkeley, C. and Bonney, V. (and Browning, C. H.): Brit. med. Journ. 1919. I. 152.
Berliner, M.: Berl. klin. Wochenschr. 1921. I. 177.
Bohland: Med. Klinik. 1919. 1173.
— Dtsch. med. Wochenschr. 1919. II. 797.
Bond: C. J., Brit. med. Journ. 1917. II. 6.
— Ibid. 1917. II. 751.
Braun: H., Klin. Wochenschr. 1922. I. 761.
Browning: Brit. med. Journ. 1918. I. 301.
— C. H. and J. B. Cohen: Brit. med. Journ. 1921. II. 695.
— and Gilmour: Journ. of Pathol. a. Bacteriol. **18**, 144. 1913.
— C. H. and R. Gulbransen: Journ. of Pathol. a. Bacteriol. **22**, 265. 1919.
— — Journ. of hyg. **18**, 33. 1919.
— — and Thornton: Brit. med. Journ. 1917. II. 70.
— Kennaway, Gulbransen, Thornton: Brit. med. Journ. 1917. I. 73.
— and Ligat: Lancet. 1917. II. 766.
Burkard und Dorn: Bruns Beitr. z. klin. Chirurg. **119**, 617. 1920.
Carslaw, R. B. and W. Templeton: Lancet. 1918. I. 634.
Crohn, M.: Münch. med. Wochenschr. 1920. Nr. 53. 1521.
Dakin and Dunham: Brit. med. Journ. 1917. II. 641.
Davis, E. G.: Americ. Journ. of the med. sciences. **161**, 251. 1921.
Davis and Harrell: Brit. med. Journal. 1919. I. 353.
Dixon: Man. of pharmacol. London 1921. 238.
Drummond and Mc Nee: Lancet. 1917. II. 640.
Feiler, M.: Med. Klinik. 1921. Nr. 33.
— Zeitschr. f. Immunitätsforsch. u. exp. Therap., **Orig. 30**, 95. 1920.
Fervers, B.: Med. Klinik. 1920. Nr. 41.
Fleischmann: Klin. Wochenschr. 1922. Nr. 5. 217.
Fleming: Lancet 1917. II. 341, 436, 508.
Flesch: Münch. med. Wochenschr. 1918. II. 970.

Fraenkel, S.: Arzneimittelsynthese. 5. Aufl. 1921. 592 u. 649.

Franz: Berl. klin. Wochenschr. 1920. I. 1155.

Fuerstenau: Zeitschr. f. Augenheilk. 40, 1. 1918.

Gay, F. P. and Morrison: L. F., Journ. of infect. dis. 28, 1. 1921.

Graham-Smith, G. S.: Journ. of hyg. 18, 1. 1919.

Haupt, W.: Zentralbl. f. Gynäkol. 1921. Nr. 34.

Henrichsen: Berl. klin. Wochenschr. 1919. 852 und Reklameschrift Cassella S. 14.

Hewlett: Lancet. 1917. II. 493, 621, 727.

Hilleyer, H.: Lancet. 1918. I. 103.

Hüssy: Zentralbl. f. Gynäk. 1918, zit. n. Med. Klinik. 1918. 747.

Illert, E.: Dtsch. med. Wochenschr. 1922. I. 227.

Kalberlah und Schloßberger: Dtsch. med. Wochenschr. 1918. II. 1100.

Kellock, T. H. and Rhodes Harrison, C.: Lancet. 1917. II. 605.

Keyßer: Bruns Beitr. z. klin. Chirurg. 116, 1. 1919.

— Med. Klinik. 1921. Nr. 14. 411.

Kraus, F.: Dtsch. med. Wochenschr. 1920. 225.

Langer: Zeitschr. f. d. ges. exp. Med. 27, 174. 1922. 28, 45. 1922.

— Dtsch. med. Wochenschr. 1920. II. 1015.

Lawson, A.: Lancet. 1919. I. 1112.

Lenz, E.: Zeitschr. f. d. ges. exp. Med. 12, 195. 1921.

Leschke: Berl. klin. Wochenschr. 1920. I. 79.

— und Berliner: Berl. klin. Wochenschr. 1920. II. 706.

Lewin: Therap. d. Gegenw. 1920. H. 1. Zit. nach Dtsch. med. Wochenschr. 1920. I. 250.

Ligat: Brit. med. Journ. 1917. I. 78.

Maier: M., Münch. med. Wochenschr. 1921. Nr. 49. 1586.

Medical research committee: Brit. med. Journ. 1917. I. 769.

Meyer: Med. Klinik. 1921. Nr. 5. 131.

Morgenroth, Schnitzer und Rosenberg: Dtsch. med. Wochenschr. 1921. II. 1317.

Muenzel: Dtsch. med. Wochenschr. 1919. I. 267.

Mueller, J. H.: Journ. of pathol. a. bacteriol. 22, 308. 1918/19.

Munter, F.: Med. Klinik. 1922. I. 698.

Neufeld und Schiemann: Dtsch. med. Wochenschr. 1919. II. 844.

— — und Baumgarten: Dtsch. med. Wochenschr. 1920. II. 1013.

Pearson, B.: Lancet. 1918. I. 370.

— Brit. med. Journ. 1918. I. 271 u. 329.

Pilcher and Hull: Brit. med. Journ. 1918. I. 172.

Rahnenführer: Med. Klinik. 1921. Nr. 24.

Reinhardt: Zeitschr. f. Hyg. u. Infektionskrankh. 95, 1. 27. 1922.

Ritter, A.: Dtsch. Zeitschr. f. Chirurg. 159, 1920.

Savery: Brit. med. Journ. 1918. II. 283.

Schiemann: Zeitschr. f. Hyg. u. Infektionskrankh. 95, 69. 1922.

Schönfeld: Med. Klinik. 1920. 914.

Schwerin: Med. Klinik. 1921. 443.

Shiga: Zeitschr. f. Immunitätsforsch. u. exp. Therap., Orig. 18, 65. 1913.

Solm: Reklameschrift Cassella. S. 24.

Spieß: Dtsch. med. Wochenschr. 1920. I. 207 u. 511.

Stephan: Med. Klinik. 1921. Nr. 17.

Stowell, T. E. A.: Brit. med. Journ. 1919. I. 244.

Tubby, Ferguson, Mackie, Hirst: Lancet. 1919. I. 838.

Tubby, A. H., Livingston, G. R. and J. W. Mackie: Lancet. 1919. I. 251.

Unna: Reklameschrift Cassella. S. 17.

Veit: Münch. med. Wochenschr. 1919. 386.

Voß: Reklameschrift Cassella. S. 26.

Watson, D.: Brit. med. Journ. 1919. I. 571, 798.

Watson Turner, H.: Lancet. 1919. II. 200.

Wells: Brit. med. Journ. 1917. II. 6.

Werner: Dtsch. med. Wochenschr. 1918. 1439.

Whitehouse: Brit. med. Journ. 1920. II. 267.
Willisch, H.: Klin.-therapeut. Wochenschr. 1920. Nr. 31/32.
Wolff: Reklameschrift Cassella. S. 10.

Rivanol.

Axhausen: Münch. med. Wochenschr. 1921. II. 1665.
— Berl. klin. Wochenschr. 1921. II. 1539.
Biberstein: Dtsch. med. Wochenschr. 1922. I. 769.
Bieling: Zeitschr. f. Immunitätsforsch. u. exp. Therap., **Orig. 27**, 65. 1918.
Blasz: Dtsch. med. Wochenschr. 1922. I. 803.
Bijlsma: Zeitschr. f. d. ges. exp. Med. **11**, 257. 1920.
Fischer: Klin. Wochenschr. 1922. I. 778.
Haertel: Klin. Wochenschr. 1922. I. 552.
— und von Kishalmy: Dtsch. med. Wochenschr. 1921. II. 1455.
Hammerschlag: Münch. med. Wochenschr. 1921. II. 1665.
— Berl. klin. Wochenschr. 1921. II. 1538.
Katzenstein und Schulz: Klin. Wochenschr. 1922. I. 513.
Keller: Münch. med. Wochenschr. 1921. II. 1665.
— Berl. klin. Wochenschr. 1921. II. 1540.
Klapp: Dtsch. med. Wochenschr. 1921. II. 1381.
— Klin. Wochenschr. 1922. I. 1074.
Leschke: Münch. med. Wochenschr. 1921. II. 1665.
— Berl. klin. Wochenschr. 1921. II. 1538.
Meyer: Münch. med. Wochenschr. 1921. II. 1665.
— Berl. klin. Wochenschr. 1921. II. 1539.
Michaelis: Klin. Wochenschr. 1922. I. 321.
Michaelis und Dernby: Zeitschr. f. Immunitätsforsch. u. exp. Therap., **Orig. 34**, 194.
    1922.
Morgenroth: Münch. med. Wochenschr. 1921. II. 1635.
— Klin. Wochenschr. 1922. I. 353.
— Schnitzer und Rosenberg: Dtsch. med. Wochenschr. 1921. II. 1317.
Rosenstein: Dtsch. med. Wochenschr. 1921. II. 1320.
— Münch. med. Wochenschr. 1921. II. 1665.
— Berl. klin. Wochenschr. 1921. II. 1538.
Siebrecht und Ujhelyi: Dtsch. med. Wochenschr. 1922. I. 481.

Einleitung.

Die Literatur über die im Titel genannten Stoffe ist eine sehr große und über viele Zeitschriften verstreut. Dadurch, daß sie — abgesehen von der über Optochin — großenteils während des Krieges und zum Teil im Zusammenhang damit entstanden ist, haben sich die verschiedenen Nationalitäten auch bis heute nur recht mangelhaft darüber miteinander verständigt.

So kommt es, daß in der englischen Literatur es aussieht, als wäre Trypaflavin nur in England benutzt, und andererseits zitiert auch z.B. von Gaza in seinem vor kurzem erschienenen Buch über Wundbehandlung die gesamte Trypaflavinanwendung in zwei deutschen Arbeiten und spricht darüber zwei Zeilen. Eine absolute Vollständigkeit der Literatur ist in der vorliegenden Zusammenfassung nicht erreicht, aber auch nicht erstrebt, obwohl wir, soweit uns zugänglich, Mitteilungen bis 1. Juli 1922 im Original einzusehen gesucht haben [1]).   Auch ohne Wiedergabe jeder einzelnen Veröffentlichung konnte bei einer Zusammenstellung und kritischer Besprechung der wichtigsten Literatur das Ziel unserer Arbeit erreicht werden, und das war ein doppeltes:

1. Der Pharmakologie zu der Erkenntnis zu verhelfen, ob sie es bei diesen Stoffen mit Heilmitteln zu tun hat, denn nur dann ist sie verpflichtet, sie näher kennen zu lernen und ihre Wirkung genauer zu beschreiben.

2. Galt es, scharf die Spreu vom Weizen zu sondern.   Denn nur dann ist es möglich, dem Mißtrauen zu begegnen, das all diesen willkürlich erzeugten und uns nicht von der Natur ohne weiteres geschenkten Mitteln entgegengebracht wird.

Dieses Mißtrauen muß aber so energisch wie nur möglich bestritten werden, wenn wir in der Therapie Fortschritte machen wollen, Fortschritte, die wir nicht dem Zufall verdanken, sondern dem bewußten Suchen auf Grund genauer chemischer, bakteriologischer und tierexperimenteller Versuche.

Den Gegnern der chemotherapeutischen Forschungsrichtung ist leider zuzugeben, daß zu große Reklame und einseitiger Enthusiasmus auch Unparteiischen es schwer macht, zu einem Urteil zu gelangen.   Um dies zu erleichtern, diene die vorliegende Schrift.   Vor allem soll hierbei die praktische Frage getrennt und vorangestellt sein von der theoretischen, nämlich die:

„Hilft das Mittel?   Richtet es Schaden an?"

Erst wenn diese Fragen in günstigem Sinne beantwortet sind, interessiert die theoretische Grundlage: „Wie kommt die Therapie zustande?"

Bei dieser Art der Darstellung erscheinen gleichsam nur als Anhang die historisch ersten und bedeutsamsten Arbeiten Morgenroths u. a. über die Wirksamkeit der Chemikalien auf diese oder jene Krankheitserreger, aber uns ist doch vorteilhaft erschienen, soweit als möglich dem folgenden Schema zu folgen:

I. Therapeutische Anwendung.   „Hilft das Mittel, und zwar gegen welche Krankheiten?"

Als Unterfrage kann dabei gelten: „Ist die behauptete Heilwirkung mit der von anderen Mitteln verglichen?"

Kommen wir zu einem günstigen Ergebnis, dann soll

II. die **Giftigkeit der Präparate** behandelt werden.   Zunächst „quo ad vitam", ferner hinsichtlich der Schädigung der Gewebe.

Sind wir hinsichtlich der Giftigkeit zu einem zufriedenstellenden Resultat gekommen, dann interessieren uns auch die rein wissenschaftlichen Fragen, nämlich

III. der **Einfluß auf die Gewebe,** unabhängig von der Frage, ob schädlich, ob nützlich, und so wollen wir u. a. den Fragen nachgehen: Wie ist die Wirkung des Mittels auf das Blut, darunter auf Blutbild, auf Erythrozyten, auf

---

[1]) Am kürzesten konnten wir Optochin und dessen Literatur behandeln, weil diese am meisten bekannt, am leichtesten zugänglich (z. B. in der Dissertation von von Oepen) und zum Teil kritisch besprochen (von den Velden) ist; im besonderen werden auch die experimentellen Arbeiten Morgenroths und Mitarbeiter im wesentlichen als bekannt vorausgesetzt.   Nur aus grundsätzlichen Gründen und mit Rücksicht auf die praktische Verwertung mußten wir uns mit der Frage der Augenschädigung genauer beschäftigen.

Leukozyten (Phagozytose), wie die Verteilung im Blut, wie der Übertritt in die Gewebe aus dem Blut und wie die Ausscheidung aus dem Körper, wie wird Herz und Gefäßsystem usw. beeinflußt?

Am meisten Interesse verlangt dann aber als vierter Punkt

IV. die **Grundlage der Therapie,** nämlich vor allem die antiseptische Wirkung, sowohl in vitro, im Reagenzglas (und zwar in Bouillon wie in Serum, Blut usw.) und in vivo im Tierversuch; des weiteren, ob das Präparat neben dem antiseptischen Einfluß auch noch andere für die etwaigen Heilerfolge in Betracht kommenden Wirkungen besitzt, z. B. antiphlogistische oder die Proliferation anregende u. dgl.

Unsere Einteilung des Stoffes bedarf noch einiger Erläuterung.

Einmal lassen sich durch Trennung von II. „Giftigkeit" und III. „Einfluß auf die Gewebe" nicht immer Wiederholungen und etwas künstliche Scheidungen vermeiden, den Bedürfnissen der Praxis schien uns aber trotzdem diese Abtrennung am ehesten zu entsprechen. — Ferner, auch mit Rücksicht auf hauptsächliche Betonung der für die Praxis wichtigen Ergebnisse, mußten wir uns versagen, auf eine ganze Reihe theoretisch interessanter Fragen einzugehen, ja auch nur sie zu erwähnen.

Endlich aber sind wir zu einer besonderen Rechtfertigung verpflichtet, daß wir als „Grundlage der Therapie" oder genauer gesagt als „Erklärung" für den etwaigen Nutzen eines Mittels gegen eine Infektionskrankheit hier ohne weiteres die antiseptische Wirkung setzen, daß wir darum den Versuchen in vitro und in vivo zum Nachweis einer solchen Desinfektionswirkung einen besonderen Wert beilegen, andere Möglichkeiten und Erklärungen aber nur gelegentlich erwähnen. —

Wir sind uns ganz bewußt, daß dies ein einseitiger Standpunkt ist, ja — mehr als dies — daß er kaum der richtige ist, sondern daß vielmehr eine Reihe von anderen Möglichkeiten zum Verständnis einer Heilwirkung in Betracht kommen. Indessen — sie sind vorläufig sehr selten experimentell geprüft, geschweige bewiesen, ja zum Teil auch negativ ausgegangen (Schiemann).

Einige solche Möglichkeiten seien hier kurz erwähnt, ohne auch nur im geringsten den Anspruch zu machen, damit auch nur den größeren Teil aufgezählt zu haben.

1. Öfter genannt ist die sog. Erhöhung der Widerstandskraft des Gewebes: „Vermehrung der natürlichen Abwehrkräfte durch Reizwirkung" usw., so daß die Erreger bzw. ihre Produkte dem Gewebe nichts anhaben können; es wird ihm also relativ gleichgültig werden, wieviel von diesen wirkungslosen Körperchen herumirren. Aber wenn es auch nicht so weit mit der Festigung des Gewebes geht, d. i. bis zur völligen Indifferenz gegenüber Keimen, es kommt doch zweifellos bei einer Krankheit fast nie an auf die Zahl der Erreger im Organismus, sondern darauf, wie sich dieser zu ihnen stellt. Für eine Erhöhung des Widerstandsvermögens nach Gebrauch eines Heilmittels können wir auch anatomische Veränderungen bemerken, und eine gewisse Proliferation des Gewebes wird zuweilen so gedeutet; es kann aber auch noch jedes erkennbare Substrat fehlen (s. u. a. Bier, Zimmer und Finger und z. B. die Rolle des Yatrens [Balkhausen]).

2. Spezieller als mit dem Ausdruck „Vermehrung der natürlichen Abwehrkräfte" hat man schon vor einigen Dezennien im Vermögen mancher Stoffe, Hyperämie und Entzündung hervorzurufen, so in der „phlogogenen Eigenschaft der Antiseptika", die Erklärung für ihre günstige Wirkung gesehen (Kowalewsky, zit. nach Finger).

3. Aber auch das Gegenteil ist wiederholt geäußert worden. Es könnte nämlich gerade die sog. antiphlogistische Wirkung ein günstiges Moment darstellen. Ein Teil von dieser beruht möglicherweise auf der anästhesierenden Komponente gerade der unten zu behandelnden Chinaalkaloide (s. Versuche und Erfahrungen bei Entzündungsvorgängen nach Ausschaltung sensibler Bahnen [Spieß, Bruce, Laqueur und Magnus u. a.], wobei wieder Gefäßreflexe eine Rolle spielen können).

4. Eine weitere Möglichkeit, die schon verwandt mit der antiseptischen Wirkung ist, wäre, daß die Mittel nicht die Erreger selbst angreifen, wohl aber dem Organismus dadurch nützen, daß sie in irgendeiner Weise die schädlichen Produkte, Toxine u. dgl. beseitigen. Hierfür hat kürzlich Reinhardt bei der experimentellen Wunddiphtherie Material beigebracht, indem er nachwies, daß Trypaflavin die Toxine im Tierkörper zu binden scheint. Er spricht von einer „giftneutralisierenden" neben einer bakteriziden Wirkung.

Wir wollen uns aber nicht mehr in solche „es kann sein" verlieren.

Daran zu denken, daß es Möglichkeiten in Hülle und Fülle gibt, die außer der antiseptischen Wirkung den günstigen Einfluß eines Antiseptikums erklären können, macht uns bescheiden in der Wertung der antiseptischen Versuche, wenn sie positiv ausgehen, aber — und das wird oft ganz vergessen — auch wenn sie negativ ausgehen. Ein Mittel ist nicht ohne weiteres als schlecht und wertlos zu verwerfen, weil es bei der experimentellen antiseptischen Prüfung die Zensur „ungenügend" erhalten hat. Andererseits ist es für die Forschung, um neue heilkräftige Präparate zu suchen, von durchschlagender Bedeutung, daß man der antiseptischen Wirkung besondere Wichtigkeit beilegt. Mit Recht sagte jüngst Schiemann: „Würde die Theorie der Reizwirkung für alle Fälle von Wunddesinfektion richtig sein, so wäre das Suchen nach parasitotropen Mitteln müßig, die Prüfung der antiseptischen Eigenschaften eines Arzneistoffes im Reagenzglas zwecklos."

Machen wir aber auch die antiseptische Wirkung zur Grundlage der Therapie, so ist dann doch die Ausdeutung und Erklärung nach dem Zustandekommen antiseptischer Ergebnisse sowohl in vitro als auch vor allem in vivo noch keineswegs einfach.

Auf diese Schwierigkeiten aber jetzt einzugehen, erscheint uns unzweckmäßig, denn für den Leser, der, natürlich weniger als wir, das Material gegenwärtig hat, ist es bequemer, erst am Schluß (s. Teil III) darauf noch einmal zurückzukommen.

Welches nun aber auch die theoretische Grundlage für die Therapie sein mag, unter keinen Umständen — und dies muß gerade hier vom Theoretiker betont werden — dürfen wir uns verleiten lassen, gestützt auf diese Grundlage, einen Heilerfolg zu behaupten, bevor er sich in praxi ergeben hat. Nichts scheint uns falscher als der doch zuweilen geäußerte Standpunkt: „Das Mittel muß wirken, weil es das und das tut."

Für unsere Darstellung hat also stets zunächst die Praxis am Menschen das Wort.

Erster Teil.

Die Chininabkömmlinge.

Chemische Vorbemerkung über die Chininabkömmlinge.

Optochin, Eukupin, Vuzin sind ein Chinin, worin zwei der für dieses Molekül wichtigen Gruppen nur wenig verändert sind.

Die folgende Übersicht läßt am besten die Konstitution der verschiedenen interessierenden Präparate erkennen.

H	Cinchonin	Vinyl
Hydr-oxy	Kuprein	„
Meth-oxy	Chinin	„
Meth-oxy	Hydrochinin	Äthyl
Hydr-oxy	Hydro-Kuprein	„
Äth-oxy	Optochin	„
Iso-Amyl-oxy	Eukupin	„
Is-Oktyl-oxy	Vuzin	„
↓	↓	↓
Zetyl-oxy		„

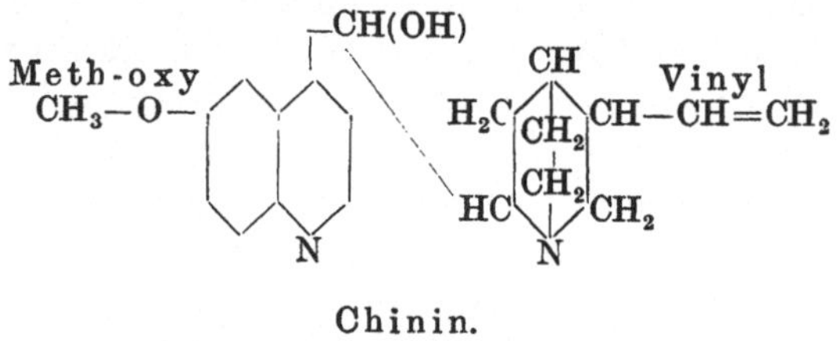

$$\text{Meth-oxy} \quad CH_3\!-\!O\!-\!\bigcirc\!\bigcirc\!-\!CH(OH)\cdots HC\!<\!\bigcirc\!>\!CH\!-\!CH=\!CH_2 \quad \text{Vinyl}$$

Chinin.

$$\text{Äth-oxy} \quad C_2H_5\!-\!O\!-\!\bigcirc\!\bigcirc\!-\!CH(OH)\cdots HC\!<\!\bigcirc\!>\!CH\!-\!CH_2\!-\!CH_3 \quad \text{Äthyl}$$

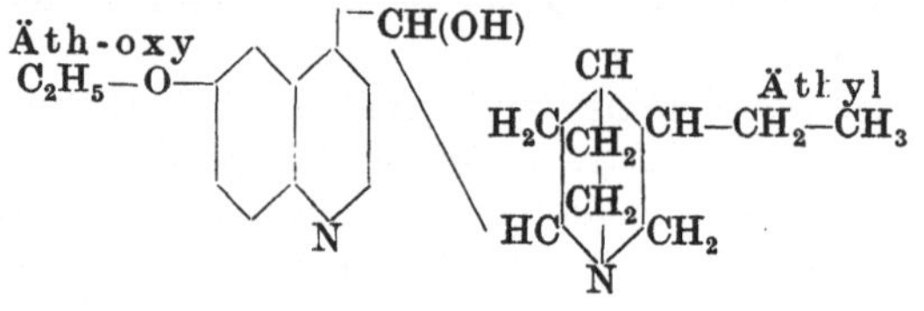

Optochin.

Wie aus obenstehenden Formeln hervorgeht, enthält das sehr verwickelte Molekül des Chinins eine — hier rechts stehende — ungesättigte Verbindung, eine Vinylgruppe und ferner eine — hier links stehende — Methoxygruppe. Wird die ungesättigte Verbindung durch Zuführung von H-Atomen aufgehoben, so erhalten wir das sog. Hydrochinin; wird dann in der Methoxygruppe der Methylrest durch H ersetzt, also die Methoxy- in die Hydroxylgruppe verändert, so entsteht das Hydrokuprein. Wird in dieser dann wieder der Wasserstoff der Hydroxylgruppe durch ein Äthyl ersetzt, so gelangen wir zu dem Äthylhydrokuprein oder Optochin.

Durch Austausch der Äthylgruppe gegen die Isoamylgruppe entsteht das Eukupin, durch Austausch gegen die Isoktylgruppe das Vuzin usw. Man ist so bis zum Zetyl (mit 16 Kohlenstoffatomen)-hydrokuprein gelangt.

Im weiteren Verlauf sprechen wir stets nur von Optochin, Eukupin und Vuzin, meinen aber damit nicht die Basen als solche (Optochin basicum usw.), sondern im allgemeinen die salzsauren Salze.

A. Optochin.

Von diesen verschiedenen Verbindungen konnte nun Morgenroth zeigen, daß gerade dem Optochin eine außerordentlich starke desinfizierende Wirkung gegen die Pneumokokken zukam, sowohl in vitro wie in vivo, nämlich bei der Pneumokokkensepsis der Mäuse.

In einer Verdünnung von 1:1 000 000 tötet Optochin Pneumokokken noch vollständig im Reagenzglas, während zu dem gleichen Effekt erst eine 50mal so große Dosis von Chinin imstande ist und etwa eine 20fache des Eukupins.

Die spezifische Wirkung auf die Pneumokokken liegt also an der Äthoxygruppe. Für Streptokokken hat diese Gruppe, wenigstens in Verbindung mit dem Chininkomplex, keine Bedeutung; anders (s. später) am Akridinkern. Man hat gegen sie fast 1000mal soviel von Optochin nötig als gegen die Pneumokokken.

I. Therapeutische Anwendung.

a) Bei inneren Krankheiten, besonders bei der kruppösen
Pneumonie.

Auf Grund dieser bedeutsamen Untersuchungen Morgenroths ist Optochin seit rund einem Dezennium bei der Lungenentzündung des Menschen gebraucht worden.

Hier eine Aufzählung der Literatur über den Nutzen bzw. die Nutzlosigkeit des Optochins bei der wichtigsten Pneumokokkenkrankheit, der kruppösen Pneumonie, zu geben, ist überflüssig. In einer Zusammenstellung, die uns 1916 freundlicherweise Herr Geheimrat Morgenroth gab, stehen bereits bis zu diesem Jahr 39 Mitteilungen. — Nun lassen sich ja medizinische Wahrheiten nicht durch Abstimmung finden, auch nicht auf allgemeiner und gleicher Basis, selbst unter Zuziehung der Frauen. Ein Wägen der Stimmen nach der Person des Autors wäre sicher besser, ist aber nicht durchzuführen; und andererseits ist das noch vor jeder Bewertung nötige Zählen der Stimmen schwierig. Denn soll derjenige, der über 100 Fälle berichtet, gegenüber dem, welcher 10 Beobachtungen hat, das zehnfache Stimmrecht haben?

Schwierig ist jede Schätzung, besonders wenn es sich um eine innere Krankheit handelt, deren Verlauf selbst so außerordentlich vielen Schwankungen unterworfen ist. Das subjektive Moment in der Beurteilung der Wirkung eines bestimmten Mittels ist darum hierbei sicher noch von größerem Einfluß, als wenn es sich um mehr lokale, in ihrem Ablauf leichter zu übersehenden Erkrankungen handelt (Eiterungen), wie wir sie später in der Hauptsache zu besprechen haben.

Will jemand die klinische Bewertung von Jahr zu Jahr näher verfolgen, so findet er in den Jahresberichten der Firma Merck in Darmstadt von 1911 an eine Reihe ausgezeichneter Referate, nicht nur der deutschen, sondern auch der ausländischen Literatur.

Wir wollen uns also mit einer — vielleicht willkürlichen — Auswahl begnügen. Bis 1917 spricht die überwiegende Zahl, und zwar bestehend aus guten Ärzten und bei z. T. relativ reichem Material, sich günstig aus. So sagt z. B. von den Velden: „Für die praktische Verwertbarkeit kann man nicht deutlich genug betonen, daß gegen die Anwendung dieses Mittels keinerlei Kontraindikationen bestehen, daß man es also auch bei diagnostisch noch nicht klar liegenden Fällen in der Praxis bei der zur Zeit unschädlich gefundenen Dosierung ruhig verwenden kann", und A. Fränkel gibt als seine Ansicht wieder: „Ich halte das Optochin für ein vorzügliches Spezifikum gegen Pneumonie, so daß ich trotz einiger, an sich höchst unangenehmer Zufälle nicht auf seine Anwendung verzichten möchte, denn schließlich gehört die Pneumonie zu den gefährlichen, oft das Leben bedrohenden Infektionskrankheiten, und bei der Frage, ob man die unliebsamen Komplikationen für die Möglichkeit einer frühzeitigen Kupierung in Kauf nehmen soll, kann, meiner Meinung nach, die Entscheidung nur zugunsten der Anwendung des Mittels fallen."

Auf die Frage der Kontraindikation und höchst unangenehmen Zufälle kommen wir sogleich zu sprechen.

Crämer rät, „jede Pneumonie sofort mit Optochin zu behandeln, auch wenn die Diagnose noch nicht feststeht". Pel, ein sehr erfahrener und dabei recht kritischer holländischer Kliniker, sprach sich günstig aus, in mündlichen Äußerungen in den letzten Jahren vor seinem Tode (1918) aber bereits wieder viel vorsichtiger. Und in gleicher Zeit gab der bekannte und außerordentlich erfahrene, ältere Kliniker Aufrecht seine Meinung dahin ab: „Man müsse vorläufig von der Anwendung dieses Mittels absehen, auch wenn wir nicht in Betracht ziehen, daß es nach aller Autoren Übereinstimmung nur in den ersten Tagen der Krankheit von besonderem Nutzen ist und ein in erster Linie auf die Temperatur wirkendes Mittel zu sein scheint, das in vitro und in völlig andere Verhältnisse bietenden Tierversuchen auf Pneumokokken spezifisch einwirkt, dessen Wirken bei menschlicher Pneumokokkenpneumonie aber noch nicht als gesichert anzusehen ist."

Wieder ein Jahr später erhält man auf dem Kongreß für innere Medizin 1920 aus den Äußerungen erster deutscher Kliniker (Klemperer, Schittenhelm, Zinn, Leschke) den Eindruck, daß sie mit Optochin sehr zufrieden sind. Das gleiche sagt die jüngste uns bekannt gewordene Mitteilung von Frl. Kloidt aus der inneren Abteilung des Krankenhauses Moabit (Zinn), nachdem sie 90 mit Optochin behandelte Fälle beobachtet hat. Doch kaum ist im Mai ihre Mitteilung erschienen, als ihr von französischer Seite, von Cheinisse, im Juni widersprochen wird, dies allerdings ohne eigene Beobachtungen anzuführen; vielmehr beschränkt sich Cheinisse auf eine Kritik der Kloidtschen Fälle.

In einer offiziellen Veröffentlichung der Arzneimittelkommission der deutschen Gesellschaft für innere Medizin kommt Heffter 1921 zum Schluß, daß gerade diejenigen Kliniker, die über die größte Anzahl von Fällen verfügten und sie — nach seiner Meinung — am besten verarbeiteten, angeben, daß die ätiotrope Wirkung des Optochins beim Menschen bisher nicht erwiesen sei, eine Abkürzung des Krankheitsprozesses kaum zu beobachten und nur bei frühzeitiger Verabfolgung ein günstiger Einfluß auf Temperatur und Euphorie festzustellen sei[1]. Und in der Tat, übersieht man unvoreingenommen das Ergebnis als Theoretiker, so muß man sagen, daß die ganze Frage keinesfalls als gelöst anzusehen ist. Denn eine wirklich entscheidende Prüfung an einem großen, unter einer Hand vereinigten Material, unter Bedingungen, wie sie für ein wissenschaftliches Experiment nur einigermaßen nötig sind, fehlt, selbst wenn man Reihen von 100 Fällen (Dünner und Eisner) in Betracht zieht. Es muß also durchaus

---

[1] S. a. die Übersicht von Cahn-Bronner in diesen „Ergebnissen". Bd. 22. 1922.

für eine Fortsetzung der bisherigen Untersuchungen plädiert werden. Aber freilich steht diesem ein Moment stark entgegen: das ist die Nebenwirkung, die das Optochin auf die Augen ausüben kann.

Augenschädigung.

Diese Nebenwirkung wird von einer Reihe von Ärzten so hoch angeschlagen, daß sie gar nichts mehr von Optochin zur inneren Behandlung wissen wollen. Wir glauben, daß dieser Standpunkt, wo es die Behandlung einer Krankheit gilt, wie sie die Pneumonie mit ihrer Mortalität von 20—25 % und ihrer ziemlichen Frequenz darstellt, zu einseitig ist.

Vor einigen Jahren ist von der deutschen Sanitätsbehörde zu einer Zeit, wo in der Welt unter einem Befehl wohl bisher die größte Anzahl Ärzte vereinigt waren, dieser einseitige Standpunkt eingenommen worden. Er hat sich dann auch auf das Ausland übertragen. So zitierte Premsela in der Nederlandsch Tijdschr. v. Geneesk. den deutschen Heeresbefehl gelegentlich eines Referates über eine Augenschädigung nach Optochin, daß nämlich die Anwendung des Optochins schlechtweg verboten worden sei. Da der eine von uns (L.) über den Ursprung des Verbotes unterrichtet und selbst auch nicht ganz unschuldig daran ist, müssen wir bei der prinzipiellen Wichtigkeit dieser Frage dabei verweilen. Denn es sollte nicht durch behördliche Maßnahmen einer womöglich doch wertvollen Therapie der Weg versperrt werden.

Bewußt nehmen wir mit der Besprechung der Augenschädigungen durch Optochin an dieser Stelle damit ein nach unserem Schema erst später zu behandelndes Thema vorweg. Indessen ist die ganze therapeutische Beurteilung hiermit so eng verknüpft und die Frage der prophylaktischen und Frühanwendung davon so abhängig, daß wir dies absichtlich getan.

Nach Einatmung von giftigen Gasen tritt in einer kleinen Zahl von Fällen Pneumonie auf. Man hatte darum gedacht, prophylaktisch bei irgendwie deutlicher Gaserkrankung Optochin zu geben. Als Professor Magnus aus Utrecht und der eine von uns (Laqueur), beide damals im deutschen Heer, über die Pathologie und Therapie der Gaserkrankungen zu arbeiten und zu unterrichten hatten, lehnten wir den prophylaktischen Gebrauch eines Mittels ab, dessen Wirkung einerseits nicht bewiesen, das aber andererseits nicht als ganz ungefährlich anzusehen war.

Konnten wir doch ausrechnen, daß der Anzahl von Patienten, die wirklich auch noch an Pneumonie erkrankten und bei denen allein das Mittel also einen Nutzen haben konnte, eine so große Anzahl von anderen gegenüber stand, die keine Pneumonie bekamen, daß die Chance, ganz vergeblich Augenschädigung zubesorgen, groß war. Wir suchten damals die uns bekannt gewordenen Augenschädigungen nach Optochingebrauch zusammen und stellten unsere Ergebnisse der Sanitätsbehörde zur Verfügung, um unseren ablehnenden Standpunkt zu begründen.

Von einer Veröffentlichung sahen wir damals ab. Bei der Wichtigkeit der Frage glauben wir aber jetzt doch das Material wiedergeben zu sollen. Von augenärztlicher Seite (L. Schreiber) waren damals die bis Ende 1915 beschriebenen Sehstörungen nach Optochin gesammelt und durch eigene Erfahrungen noch ergänzt worden. Eine nochmalige Durchsicht der dort angeführten

Fälle zeigte, daß, wie dies auch Morgenroth mit Recht betont, in der überwiegenden Zahl der Fälle die Medikation im Vergleich zu den von Morgenroth und anderen gegebenen Vorschriften unzulässig war, im besonderen nicht genügend auf die Verhinderung einer schnellen Resorption des Optochins aus dem Magen geachtet worden war. Andererseits darf man aber auch nicht jedesmal von einem Fehler der Darreichung sprechen, wenn eine Angabe über Diät fehlt bzw. nur einfach flüssige Diät vermerkt ist; denn meist wird es sich ja dann bei den fiebernden Pneumonikern um die erwünschte, die Magensäure bindende Milchbreidiät gehandelt haben.

Bei Beurteilung der Nebenwirkung eines Heilmittels kommt es nun ganz besonders darauf an, ob diese auch bei der als zulässig angesehenen Medikation auftreten kann, und ob insofern diese Nebenwirkung als unvermeidlicher Nachteil in einer bestimmten Zahl von Fällen in Kauf genommen werden muß. Wir haben darum damals die Fälle des Jahres 1916 zusammengestellt unter nochmaligem Hinweis wegen der früheren Fälle auf die Arbeit von Schreiber. Es wurden alle uns bekannt gewordenen Mitteilungen über inneren Optochingebrauch im Jahre 1916 berücksichtigt und die angewandte Medikation kritisch besprochen. Die Kritik bezieht sich erstens auf die im Beginn des Jahres 1916 zulässige Anwendungsweise (1,5 g pro die, und zwar 6mal 0,25 g Optochin. hydrochloricum alle 4 Stunden, also auch in der Nacht, bei Verhinderung einer schnellen Resorption), und zweitens auf die Ende 1916 vorliegenden, auch jetzt noch geltenden Vorschriften. Diese hat uns damals Prof. Morgenroth freundlichst mündlich und nachher noch schriftlich mitgeteilt; sie gelten, wie gesagt, auch noch heute und sind folgende:

1. Anwendung schwer löslicher Präparate: Optochin. basicum, Optochin. tannicum, Optochin. salicylicum (also Verbot des bis dahin hauptsächlich benutzten Optochin. hydrochloricum).

2. Möglichste Ausschaltung der Salzsäure des Magens, durch welche jedes schwerlösliche Präparat in ein leichtlösliches verwandelt wird (also sorgfältige Beachtung, daß Optochin nie in einen leeren Magen kommt; es soll darum am besten mit Milch, diese auch als säurebindendes Mittel, gegeben werden).

3. Anwendung einer nicht zu großen Gesamtdosis von gleichmäßiger Verteilung: 1,2 pro die soll nicht überschritten werden, bei frühzeitigster Anwendung genügt wohl 0,8—1,0 (also vierstündlich, auch in der Nacht 0,15—0,2).

4. Sorgfältige Beobachtung des Kranken in bezug auf Sehstörung.

In der Tabelle I sind die uns bekannt gewordenen Mitteilungen über inneren Optochingebrauch im Jahre 1916 mit Angabe der Zahl der behandelten Fälle zusammengestellt; dabei ist kurz angegeben, in wieviel Fällen überhaupt Sehstörungen beobachtet worden sind und wieviel davon schwererer Natur waren. Ferner ist angegeben, wie lange diese schwereren Fälle praktisch blind waren, und wie lange noch Sehstörungen bestanden haben. Endlich ist ohne nähere Begründung die Zulässigkeit bzw. Unzulässigkeit der Optochinmedikation sowohl nach den zunächst geltenden wie nach neuesten Vorschriften angegeben (Tabelle I).

Tabelle I.

Mitteilungen über innere Optochinanwendung im Jahre 1916 mit Zahl der Sehstörungen und kurzer Kritik der Medikation.

Name des Autors	Optochin-Präparate	Zahl der mit Optochin behandelten Fälle	Darunter hatten		Dauer der		Kritik der Medikation nach den Vorschriften gültig	
			Sehstörungen	und zwar schwere	(prakt.) Blindheit	Sehstörungen	a) bis 1916	b) später
Bacmeister	hydr.	6	0	0	—	—	zulässig	unzulässig
Manliu	bas.	10	3	0	—	—	zulässig	zulässig
Zweig	? hydr.	44	1	1	>3 Monate	—	zulässig	zulässig
Feilchenfeld	hydr.	1	1	1	2 Tage	2—3 Monate	ganz unzulässig	wie a
Dünner und Eisner	hydr.	100	8	3	1. kurz 2. <2 Tage 3. ca. 14 Tag.	—	zulässig	unzulässig
Mendel	bas.	50	1	0	—	—	zulässig	wie a
Lindemann	bas.	40	>1	0	—	—	zulässig	wie a
Frank	bas.	40	5	(2) 3	1. ? 2. ca. 5 Tage 3. ca. 5 Tage	stirbt nach 2 Tagen stirbt nach 7 Tagen 14 Tagen	zulässig	unzulässig
Pincsohn	hydr.	50	2	2	1. kurz 2. 0	kurz ca. 4 Woch.	zulässig	unzulässig
Uhthoff	hydr.	3	3	3	1. 2 Tage 2. 1 Tag 3. ca. ½ Tag	stirbt nach 4 Tagen ca. 10 Tagen ca. 2 Tagen, dann tot	1. unzulässig 2. zulässig 3. zulässig	wie a unzulässig unzulässig
Askanazy	hydr.	30	4	2	1. einige Tage 2. weniger als 1	? ?	unzulässig	wie a
Birch-Hirschfeld	hydr.	1	1	1	>2 Tage	>6 Woch.	?	unzulässig
Rosenow	hydr.	67	0	0	—	—	zulässig	unzulässig

2*

Name der Autors	Optochin-Präparate	Zahl der mit Optochin behandelten Fälle	Darunter hatten		Dauer der		Kritik der Medikation nach den Vorschriften gültig	
			Sehstörungen	und zwar schwere	(prakt.) Blindheit	Sehstörungen	a) bis 1916	b) später
Crämer	hydr.	15	2	0	—	—	zulässig	unzulässig
Raestrup	hydr.	23	>1	0	—	—	zulässig	unzulässig
Pincus	hydr.	3	3	3	1. ca. 6 Tage 2. 8 Woch. 3. >4 Woch.	>5 Mon. >3 Mon. >1 Mon.	unzulässig	wie a
v. Hippel	hydr.	1	1	1	>10 Tage	>$3\frac{1}{2}$ Mon.	unzulässig	wie a
Lackmann u. Wiese	hydr.	20	0	0	—	—	unzulässig	wie a
Werner	?	50	0	0	—	—	—	—
Lorant	hydr.	1	1	1	>$6\frac{1}{2}$ Mon.	>$6\frac{1}{2}$ Mon.	unzulässig	wie a
Meyer,	bas.	?	0	0	—	—	zulässig	unzulässig
Löwe und derselbe	und Salyzylester	60	0	0	—	—		
Leick	hydr.	90	41 ?	3	1. >1 Wch. 2. ca. 2 Tage 3. ca. 2 Tage	ca. 4 Woch. >8 Mon. einige Tage	unzulässig	wie a
Rosengart	hydr.	8	0	0	—	—	zulässig	unzulässig
v. Dziembowsky	hydr.	110	0	0	—	—	zulässig	unzulässig
in Sa.		>823	>79	**24**				

In Tabelle II sind die schwereren Fälle mit Sehstörung ausführlicher behandelt.

Es ist angegeben, welches Präparat benutzt wurde, mit welcher Einzeldosis, mit welchen Zwischenräumen, also mit welcher Tagesdosis; ferner ob Angaben über Diät vorliegen; nach der wievielten Gabe und nach welcher Gesamteinnahme Sehstörungen auftraten — ob und wieviel dann noch Optochin weitergegeben wurde. Alle diese Angaben sind nötig, um eine wirkliche Kritik der Medikation, und zwar nach den bis 1916 gültigen wie nach den neuesten Vorschriften anschließen zu können, wie es in den letzten Spalten der Tabelle geschehen.

Den Hauptraum in der Tabelle nimmt die kurze Darstellung der Sehstörung ein, und zwar ist neben dem Anfangsbefund, soweit sich darüber Angaben fanden, Verlauf nach Tagen, Wochen und Monaten aufgeführt, und zwar stets in gleicher Reihenfolge: Funktion, Pupillen; (Licht-, Konvergenz-) Reaktion. Ophthalmoskopischer Befund (Tabelle II).

Tabelle II.

Tabellar. Übersicht über die **schweren** Sehstörungen bei Optochinanwendung
im Jahre 1916 und Kritik der Medikation.

Laufende Nr.	Autor	1. Welches Präparat? 2. Größe der Einzeldosis. 3. Abstand. 4. Tagesmenge.	1. Diät. 2. Nach der wievielten Gabe? 3. Nach welcher Gesamtmenge Sehstörungen? 4. Wieviel Optochin nach dieser weitergegeben?	Sehstörungen und ihr Verlauf	Kritik der Medikation in bezug auf Vorschriften a) bis 1916, b) neueren Datums
1.	Zweig	O. hydr. ? 0,25 g 12 Std.	Keine Angaben 2. 0,5 g 0,0 g	Fast völlige Amaurose: Mydriasis. Keine Pup.-Reaktion. Ophthmskp.: Befund nihil. Nach 14 Tagen praktisch blind. Lichtschein und minimalstes Gesichtsfeld in dem ein Buchstabe, aber nicht dessen Nachbar zu erkennen. Ophthmskp.: Papille weiß, Gefäße ganz eng. Arterien als dünner Faden gerade sichtbar. Nach 1 Mon. dass. Nach 3 Mon.: Besserung, Gesichtsfeld erweitert, darin $S = {}^6/_{12}$; ellipsenförmig, es fehlt unterer Teil; „dies und der Umstand, daß Patient eine gewisse Zeit braucht, ehe er die Gegenstände erkennt, erklärt, daß Pat. fast wie ein Blinder geht.“	a) völlig zulässig bis auf Angabe der Diät. b) O. hydr. benutzt und in etwas zu großer Dosis. (Patient hatte neben Pneumonie Lues.)
	L. Müller				
2.	Feilchenfeld	O. hydr. 0,2 g 1! Stde. 2,5 g	Keine Angabe 25. Dos. 5,0 g 0,0 g	Schwerhörigkeit. Amblyopie, die sich im Laufe von zwei Tagen entwickelt zur: fast völligen Amaurose. Handbewegungen vor Auge erkannt. Maxim. Mydriasis. Schwache Pupillenreaktion. Ophthmskp.: Gefäße eng, Makula dunkelkirschroter Fleck. Nach 1 Tag: Besserung. Finger dicht vor Auge erkannt. Pup. mittelgroß, reagieren. Ophthalmskp.: Netzhaut und Pap. getrübt; Fleck noch sichtbar. Nach 3 Tagen: weitere Besserung: Finger in 3 m erkannt. Pup. mittelgroß,	a) ganz unzulässige Tagesmenge. Häufung der Dosen. Übersteigen d. Tagesmenge. b) O. hydr. benutzt. Keine Beachtung d. Diät.

Laufende Nr.	Autor	1. Welches Präparat? 2. Größe der Einzeldosis. 3. Abstand. 4. Tagesmenge.	1. Diät. 2. Nach der wievielten Gabe? 3. Nach welcher Gesamtmenge Sehstörungen? 4. Wieviel Optochin nach dieser weitergegeben?	Sehstörungen und ihr Verlauf	Kritik der Medikation in bezug auf Vorschriften a) bis 1916, b) neueren Datums
				prompte Reaktion. Opht.: Makula kirschrot. Nach 5 Tagen: Weitere Besserung: Finger über ganze Zimmer erkannt. Nach 8 Wochen: Weitgehende Besserung S. r. u. l.=$^6/_6$. Gesichtsfeld eingeengt mit großen Skotomen. Zentral kein Skotom. Farben hochgradig konzentrisch eingeengt. Hemeralopie: Pup. reagieren gut. Akkommod. gut. Ophthmskp.: Pap. bdsts. sehr blaß, Gefäße eng.	
3.	Dünner u. Eisner	O. hydr. 0,25 g 4 Stdn. 1,5 g	Milch ? 25. Dose >6,0 g 0,0 g	„Kurz andauernde Amaurose".	a) völlig zulässig. b) O. hydr. benutzt und etwas zu große Dosis.
4.	„	dass.	dass.	„(Leichte?) Amaurose am 5.—7. Tage."	dass.
5.	„	dass.	Milch 6. Dose 1,5 g ? 0,0 g	Vollständige Amaurose. Pup. ziemlich weit, geringe Reaktion. Ophthalmskp.: hochgradige Verengung der Gefäße mit Blässe des Hintergrundes. Nach 14 Tagen: Amaurose langsam verschwindend. Nach 3 Monaten?	dass.
6.	Frank	O. bas. 0,25 g 4. Stdn. 1,5 g	Keine Angabe 12. Dose 3,0 g 0,0 g	(Annähernde Taubheit). Schleier vor den Augen. Ophthmskp.: kein Bef. Nach 2 Tagen: (Gehör zurückgekehrt). Pat. stirbt.	a) völlig zulässig. b) ein wenig zu große Dose; keine Angabe der Diät.
7.	„	dass.	dass.	Vollständige Amaurose. Maxim. Mydriasis. Keine Licht- und Akkommod.-Reaktion. Ophthmskp.: verengte Arterien. Nach 1 Tag: Lichtschein,	dass.

Laufende Nr.	Autor	1. Welches Präparat? 2. Größe der Einzeldosis. 3. Abstand. 4. Tagesmenge.	1. Diät. 2. Nach der wievielten Gabe? 3. Nach welcher Gesamtmenge Sehstörungen? 4. Wieviel Optochin nach dieser weitergegeben?	Sehstörungen und ihr Verlauf	Kritik der Medikation in bezug auf Vorschriften a) bis 1916, b) neueren Datums
				aber unterscheidet noch nicht Tag und Nacht. Nach 3 Tagen: Besserung; erkennt Schimmer des weißen Arztmantels. Pupillen enger, reagieren. Nach 6 Tagen: Weitere Besserung, unterscheidet Gegenstände, sieht aber nicht sicher. Deutliche Gesichtsfeldeinschränkung. Nach 7 Tagen: Tot.	
8.	Frank	O. bas. 0,5 g 8 Stdn. 1,5 g	Keine Angabe 3. Dose 1,5 g 0,0 g	Starke Amblyopie: starke Gesichtsfeldeinschränkung. Maxim. Mydriasis. Keine Licht-, Spur Akkommodat.-Reaktion. R. Auge Blick nach unten tiefer als das l. Ophthmskp.: Pap. normal, Arterien sehr verengt. Nach einigen Tagen: Sehstörung besser. Nach 14 Tagen: Sehstörung besser, noch nicht normal, Pupillen erweitert, aber reaktionsfähig.	a) zu große Einzeldosis. b) viel zu große Dose. Keine Angabe über Diät.
9.	Pincsohn	O. hydr. 0,25 g 4 Stdn. 1,0 u. 1,5	Milch 10. Dos. 2,5 g 0,0 g	(Ohrensausen.) Amblyopie: Sehstörung schwindet nach Aderlaß.	a) ganz zulässig. b) O. hydr. benutzt und zu große Dosis.
10.	„	O. hydr. 0,25 g 4 Stdn. 1,0 u. 1,5 g	Milch 24. Dos. 6,0 g 0,0 g	R. Amblyopie bis zur Amaurose: Arterien eng. L. normal, Später auch l. Veränderungen. Nach 4 Wochen: Gewisse Einschränkung. Nach 7 Wochen: Wohl ursprüngliches Sehvermögen. Ophthmskp.: Papill. blaß. R. >L. R. starke Gefäßverengerung. Aneurysmaartige Erweiterung d. oberen Arterie der Zentralarterie. Weiße Einscheidungen, bes. an A. temp. sup.	wie 9.

Laufende Nr.	Autor	1. Welches Präparat? 2. Größe der Einzeldosis. 3. Abstand. 4 Tagesmenge.	1. Diät. 2. Nach der wievielten Gabe? 3. Nach welcher Gesamtmenge Sehstörungen? 4. Wieviel Optochin nach dieser weitergegeben?	Sehstörungen und ihr Verlauf	Kritik der Medikation in bezug auf Vorschriften a) bis 1916, b) neueren Datums
11.	Uhthoff	O. hydr. 0,5 g 6 Stdn. 2,0 g	Keine Angabe 7. oder 8. Dose 3,5—4,0 g 0,0 g	Amblyopie: Nach 1 Tag Amaurose. Nach 2 Tagen: Beiderseits zentrale Skotome. S: $R=^1/_{10}$. $L=^1/_{30}$. Pupillen reagieren. Ophthmskp.: Bef. nihil. Nach 3 Tagen: Besserung, noch sicher verschlechterte Sehschärfe. Nach 4 Tagen: Tot. Sektion: Mikrosk. Zerfall der Markscheiden des Optikus. An Zellen kein Bef.	a) zu große Einzel- und Gesamtdosis. b) viel zu große Mengen. O. hydr. benutzt. Keine Angabe über Diät.
12.	,,	O. hydr. 0,2 g ? Stdn. 1,0 g	Keine Angabe 6. Dose ι,2 g 0,8 g (2 g in 36 Stdn.)	(Hörstörungen, trotzdem noch O.) Blindheit für 4 Stunden. Unterscheidet im Laufe des Tages Gegenstände (hört wieder gut). Nach 11 Tagen: $S = ^6/_9$. Gesichtsfeld: kleine Farbenskotome. Lichtsinn erheblich im Sinne der Hemeralopie herabgesetzt. Ophth.: kein Befund.	a) zulässig bis auf Weitergabe nach Eintritt von Hörstörungen. b) O. hydr. benutzt; etwas zu große Gesamtdose. Keine Angab. über Diät.
13.	,,	O. hydr. 0,25 g ? Stdn. 1,5 g	Keine Angabe 9. Dos. 2,25 g 0,0 g (2,25 g in 36 Stdn.)	(Ohrensausen.) Blindheit für $^1/_2$ Stunde, dann Besserung. Nach 6 Stunden: Fingerzählen in 1—1$^1/_2$ m: hochgradige Gesichtsfeldeinschränkung, nur in Peripherie erhalten. Pup. deutliche Reaktion. Ophthskp: Fast normal, Pap. etwas gerötet. Nach 9 Stdn.: Besser. Nach 1 Tag: Weitere Besserung, aber noch starke Gesichtsfeldeinschränkung. Ophthmskp.: Rötung und Verschleierung der Papill. zugenommen. Nach 2 Tagen: Funktionsprüfung nicht möglich, da Agonie. Pup. weit, nur Spur Reaktion. Opht.:	a) zulässig. b) wie bei 10. (Patient hatte Leberzirrhose. und Peritonitis!)

Laufende Nr.	Autor	1. Welches Präparat? 2. Größe der Einzeldosis. 3. Abstand. 4. Tagesmenge.	1. Diät. 2. Nach der wievielten Gabe? 3. Nach welcher Gesamtmenge Sehstörungen? 4. Wieviel Optochin nach dieser weitergegeben?	Sehstörungen und ihr Verlauf	Kritik der Medikation in bezug auf Vorschriften a) bis 1916, b) neueren Datums
14.	Askanazy	O. hydr. >0,25 g 4 Stdn. >1,5 g	Keine Angabe ? 18. Dos. >4,5 g ? 0,0 g	Rötung und Verschleierung der Pap. zugenommen, ebenso Trübung der benachbarten Netzhautabschnitte. Blindheit. Nach einigen Tagen Besserung. Beiderseits Finger auf $1-1^{1}/_{2}$ m. Gesichtsfeld hochgrad. konzentr. eingeengt. Ophth.: Pap. blaß, Arterien sehr eng, einzelne obliteriert, einzelne mit weißen Einscheidungen.	a) da „Fehler d. Apoth. bei d. Dispensat." unbek., wie unzulässig die benutzte Dos. von O. hydr. Keine Angabe über Diät.
15.	„	ähnlich wie 14	wie 14	Ähnlich, aber nicht so stark wie bei 14.	wie 14.
16.	Birch-Hirschfeld	O. hydr. 0,25 g ? Stdn. ? p. d.	Keine Angabe ? Dos. 2,75 g 0,0 g	Blindheit für 2 Tage, dann Besserung. Nach 6 Wochen: Hochgradige Gesichtsfeldeinengung. Ophthmskp.: Pap. abgeblaßt und verschleiert. Makulagegend ödematöse Herde. Gefäße stark eng und Einscheidungen.	a) zulässig bis evtl. auf Abstände. b) O. hydr. benutzt; zu große Dosen. Keine Angaben über Diät.
17.	Pincus	O. hydr. 0,25 g 3 Stdn. 2,0 g	Keine Angabe 10. Dos. 2,5 g in 27 Stdn. 0,0 g	Sehstörungen Abds. Blind. Pup. Keine Reakt. auf Licht und Konverg. Ophthskp.: Bef. nihil. Nach 1 Tag: Winziges zentrales Gesichtsfeld mit guter Sehschärfe; praktisch blind. Nach 3 Tagen: Gesichtsfeld etwas größer. $S:R=^{3}/_{4}$, $L=^{1}/_{2}$. Farben mühsam, aber richtig erkannt. Nach 6 Tagen: Zum ersten Male Hintergrundveränderungen, diese nehmen bei allmählicher Besserung der Sehkraft zu. Abblassung der Pap. Gefäßverengerung, stellenweise fleckige Atrophie wie bei kongenitaler Lues. Nach 5 Monaten: Noch starke Nachtblindheit.	a) zu geringer Abstand und dadurch zu große Tagesdosis. b) zu große Dos. O. hydr. benutzt. Keine Angaben über Diät.

Laufende Nr.	Autor	1. Welches Präparat? 2. Größe der Einzeldosis. 3. Abstand. 4. Tagesmenge.	1. Diät. 2. Nach der wievielten Gabe? 3. Nach welcher Gesamtmenge Sehstörungen? 4. Wieviel Optochin nach dieser weitergegeben?	Sehstörungen und ihr Verlauf	Kritik der Medikation in bezug auf Vorschriften a) bis 1916, b) neueren Datums
18.	Pincus	O. hydr. 0,1 g 3 Stdn. 0,8 g	Keine Angabe 12. Dos. 1,2 g 0,8 g (2,0 g in 57 Stdn.)	Leichte Störungen, trotzdem Weitereinnahme. (Taubheit und) Blindheit (Taubheit nach wenigen Stunden vorüber). Nach 4 Wochen z. ersten Male einen Lichtschimmer. Nach 8 Wochen: Eindruck eines ganz Blinden, stößt an alle Gegenstände; Gesichtsfeld 10—15°; gute Sehschärfe. Pup. maximal, reagieren auf Licht wenig, gut auf Konvergenz. Opht.: Pap. abgeblaßt und verwaschen, alle Gefäße eng; Netzhaut schmutzig trübe, in Peripherie atrophische Flecken. Nach 10 Wochen: Gesichtsfeld größer, sonst gleicher Befund. Nach 3 Monaten: Erhebl. besser, Gesichtsfeld größer, aber noch starke Hemeralopie.	a) ganz zulässig bis auf Weitergabe nach Eintritt d. Störungen. b) wie a. O. hydr. benutzt. Keine Angabe der Diät.
19.	,, (Stiel)	O. hydr. 0,25 g 2 Stdn. 3,0 g	Keine Angabe 6. Dos. 3,0 g 1,5 g (6 × 0,125 g) 4,5 g in 36 Stdn.	Blindheit, trotzdem Weitereinnahme. Nach 4 Wochen: Geringe Besserung. Finger in der Nähe. Ophthmskp.: Netzhauttrübung und Gefäßverengerung.	a) zu große Einzeldosis und Tagesdosis. Zu geringer Abstand und Weitergabe, wenn auch geringerer Dosis. b) wie 18.
20.	v. Hippel	O. hydr. 0,25 g 2 Stdn. 1,5 u. 1,0 g	Keine Angabe 10. Dos. 2,5 g 0,0 g	(Ohrensausen) Flimmern u. kurz darauf völlige Blindheit. Nach 6 Tagen: Erkennt schattenhafte Umrisse; augenscheinlich minimaler Gesichtsfeldrest. Nach 3½ Monaten: Noch „dauernde Dämmerung". Kann nicht fließend lesen. Konzentr. Gesichtsfeldeinschränkung auf etwa 40°,	a) zu geringer Abstand. b) zu große Dosen. O. hydr. benutzt. Keine Angaben über Diät.

Laufende Nr.	Autor	1. Welches Präparat? 2. Größe der Einzeldosis. 3. Abstand. 4. Tagesmenge.	1. Diät. 2. Nach der wievielten Gabe? 3. Nach welcher Gesamtmenge Sehstörungen? 4. Wieviel Optochin nach dieser weitergegeben?	Sehstörungen und ihr Verlauf	Kritik der Medikation in bezug auf Vorschriften a) bis 1916, b) neueren Datums
				außerdem kleine Skotome. Lichtsinn sehr beträchtlich herabgesetzt. Starke Hemeralopie. — Pupillen reagieren. Ophthmskp.: Pap. weiß, unscharf, Gefäße in höchstem Grade verengert. Druckpuls nicht nachzuweisen. R. A. temp. sup. ziemlich breite, weiße Einscheidung. Makulae nichts Krankhaftes.	
21.	Lorant	O. hydr. 0,2 g 2 Stdn. 1,0 g	Keine Angabe 20. Dos. 4,0 g in 4 Tagen 0,0 g	Heftiges Ohrensausen nach 4. Dosis. Am 1. Tage trotzdem Weitergabe. Völlige Blindheit (und Taubheit). Pup. mittelweit, starr. Ophthmskp.: Pap. blaß, scharf begrenzt, Gefäße sehr eng. Keine Pulsat. der Arterien. L. umschriebene geringe Netzhautblutungen. Nach 10 Tagen: (Gehör normal) Blindheit. Nach 3 Woch.: Thrombophlebitis der l. Schenkelvene bei sonst gesundem Herz- und Venensystem. Nach 6$\frac{1}{2}$ Monaten: Blindheit bis auf Lichtschein; keine Fingerwahrnehmung, Pup. reagieren.	a) zu geringer Abstand. b) O. hydr. benutzt. Keine Angabe über Diät.
22.	Leick	O. hydr. 0,25 g 2 Stdn. 1,0 g	Keine Angabe 15. Dos. 3,75 g 0,0 g	(5jähriges Kind!). Blindheit: Pup. keine Reakt. auf Licht und Konvergenz. Ophthmskp.: Pap. leicht verwaschen, Arterien eng, Venen weiter. Ödem der Fovea. Nach 6 Tagen: Geringe Lichtreaktion. Nach 13 Tagen: Gute Lichtreaktion, am Tage normales Sehvermögen. Nach 27 Tagen: Noch Hemeralopie, später auch diese verschwunden.	a) für Kind zu große Dose; zu geringer Abstand. b) O. hydr. benutzt, viel zu große Dosen; keine Angabe über Diät.

Laufende Nr.	Autor	1. Welches Präparat? 2. Größe der Einzeldosis. 3. Abstand. 4. Tagesmenge.	1. Diät. 2. Nach der wievielten Gabe? 3. Nach welcher Gesamtmenge Sehstörungen? 4. Wieviel Optochin nach dieser weitergegeben?	Sehstörungen und ihr Verlauf	Kritik der Medikation in bezug auf Vorschriften a) bis 1916, b) neueren Datums
23.	Leick	O. hydr. 0,25 g ? 1,5 g	Keine Angabe 13. Dos. 3,25 g in $2^1/_4$ Tagen 0,0 g	Blindheit: Pup. mittelweit, keine Reakt. auf Licht und Konvergenz; Ophthsk.: Pap. unscharf, enge Arterien, weite Venen. Nach 1 Tag: Finger in 5 m. Pup. normal, Venen noch weit. Nach 8 Monaten: S: R. u. L. m. Gl. $= {}^6/_{15}$. Farbensinn zentral gestört. Spannung normal. Pup. gleich, norm. reag. Ophthmskp.: Pap. namentlich temp. blaß, unscharf. Diagnose: Retrobulbäre Neuritis.	a) wohl zu geringer Abst. b) O. hydr. benutzt. Keine Angaben über Diät.
24.	,,	wie 23	wie 23	Hochgradige Amblyopie: Fingerzählen in nächster Nähe nicht möglich. Pup. mittelweit, reagieren schwach. Ophthmskop.: Leichte Anämie des Hintergrundes. Nach einigen Tagen schwinden die Störungen völlig.	wie 23.

Die vorstehende Übersicht zeigt, daß auch im Jahre 1916 in einer beträchtlichen Zahl von Fällen Augenstörungen bei Optochingebrauch vorgekommen sind. Bei der Mehrzahl ist die Medikation in einer Weise erfolgt, die nach den zur Zeit der Darreichung bestehenden Vorschriften zulässig war, oder es sind, von einer, vielleicht zwei Ausnahmen abgesehen (Feilchenfeld?, Askanazy), nur geringe Abweichungen hiervon vorgekommen. Von der augenblicklich gültigen Dosierung aber haben sich die meisten Fälle entfernt; indessen sind in einigen, auch den strengsten Anforderungen entsprechenden Fällen auch leichtere Sehstörungen vorgekommen.

Was die Schwere der Störungen überhaupt anlangt, so zeigt Tabelle II die Richtigkeit der Auffassung von Schreiber. Dieser betonte nämlich im Gegensatz zu den früheren Autoren, daß die Störungen keineswegs immer leicht oder doch zum mindesten schnell vorübergehend seien. Unter den oben angeführten Fällen des Jahres 1916 sind nach einer Woche 15, nach einem Monat 11, nach mehr als einem Vierteljahre 6 Fälle noch nicht völlig wieder ausgeglichen; davon waren nach einer Woche praktisch blind 6, nach einem Monat 4, nach einem Vierteljahre 2.

Was die Augenerscheinungen bei den schwereren Fällen im genaueren anlangt, so decken sich die Erfahrungen des Jahres 1916 mit denen der früheren. Im Beginn schnell zunehmende Amblyopie bis zur Amaurose, fast stets (nicht immer, wie Schreiber früher gefunden) doppelseitig; dabei Mydriasis; Lichtreaktion fehlt bzw. ist herabgesetzt, Konvergenzreaktion häufig erhalten, Augenmuskelstörungen fehlen mit geringen Ausnahmen. Augenhintergrund: Im Beginn manchmal keine oder schon die späteren Veränderungen, nämlich Verschleierung der Papille, Enge der Gefäße, Verschwinden des Druckpulses; gelegentlich starke Rötung der Makula.

Unter allmählicher Besserung der Funktion bleiben hemeralopische Störungen etwas länger: die Augenhintergrundveränderungen gehen auch oft zurück, scheinen aber auch gelegentlich mit Zeichen dauernder Veränderung (weiße Einscheidungen der Gefäße) bestehen zu bleiben.

Auf die genaueren pathologisch-anatomischen Befunde, wie sie Schreiber, Uhthoff, v. Hippel, Abelsdorff erhoben haben, wollen wir nicht eingehen.

Selbst wenn man nun eine ausgezeichnete Heilwirkung von Optochin gegenüber Pneumonie unterstellte, wofür sich bis 1916 eine ganze Zahl von Stimmen anführen ließen (u. a. v. d. Velden, A. Fränkel), glaubten wir, auf Grund unseres und des früheren Materiales und in Abwägung der geringen Chancen überhaupt im Anschluß an eine Gaserkrankung, Pneumonie zu bekommen, dies als Prophylaktikum bei Gaserkrankten ablehnen zu müssen. Daraus wurde dann das generelle Verbot der inneren Anwendung.

Daß dieses nicht gerechtfertigt ist, muß aber gerade die — darum ausführlich gegebene — Übersicht lehren, zumal in den letzten Jahren seit 1916, bei freilich wohl auch vermindertem Optochingebrauch, sehr wenig neue Schädigungen bekannt geworden sind.

In dem eben erschienenen Teil des Handbuches von Graefe-Sämisch, wo die Frage der Augenschädigungen von v. Hippel behandelt wird, sind nur noch 10 Arbeiten seit 1916 mitgeteilt.

Sie enthalten 6 neue Fälle, die sämtlich Optoch. hydrochlor. erhalten haben, aber z. T. nur geringe Mengen (Bleisch 0,5 g im ganzen). Die ophthalmoskopischen Befunde stimmten mit den soeben genannten überein, die funktionellen ebenso. Bemerkenswert ist der Fall v. Oepens, dessen Patientin am ersten Tage 0,5 g Optochin. hydrochloricum erhielt, an den drei folgenden je dreimal 0,5 g, also 5 g im ganzen. Die Augenstörungen setzten nach der vierten Gabe ein, aber bald besserten sie sich wieder, obwohl die Pulver weitergegeben wurden.

v. Hippel, der selbst in seiner Praxis einen außerordentlich tragischen Fall von Optochinblindheit gesehen, wo ein junger Mediziner seinen Vater durch Optochin für Monate blind gemacht und eine dauernde ernsthafte Sehstörung beigebracht hat, urteilt jetzt viel ruhiger über den Gebrauch von Optochin.

Selbst zur Zeit, wo man nur von der Hoffnung sprechen konnte, daß bessere und gewissenhaftere Medikation zu einer Verminderung der Sehstörungen führen würde, kam ein so vorsichtiger und erfahrener Mann wie Uhthoff zu dem Ausspruch: Man darf ebensowenig wie die Anwendung von Chinin die von Optochin verbieten, weil es Sehstörungen macht.

Dieses Urteil scheint uns auch heute noch gerechtfertigt: Also kein allgemeines Verbot, sondern richtige Anwendung und vorsichtigste Dosierung.

Ja auch mit dem allgemeinen Widerstreben, Optochin als Prophylaktikum zu gebrauchen, darf man nicht zu weit gehen und die prophylaktische Ablehnung nicht zu strikt befolgen, da man dann Gefahr läuft, das Mittel zu der Zeit, wo es seine beste Wirkung entfalten soll, nämlich ganz im Beginn der Pneumonie, nicht anzuwenden. Dem einen Arzt werden gewisse Zeichen eben bereits Frühsymptome einer Pneumonie sein, dem anderen nur Anhaltspunkte zur Überlegung: es könnte eine Pneumonie werden. Man wird die therapeutische Indikationsstellung von solchen Feinheiten nicht ganz abhängig machen dürfen. —

Ist nun auch Optochin hauptsächlich bei der Behandlung der kruppösen Pneumonie benutzt worden, so doch nicht hierfür ausschließlich. In der schon genannten Zusammenstellung der Literatur bis 1916 durch Morgenroth werden 21 Arbeiten genannt, die sich mit dem Einfluß von Optochin bei anderen Erkrankungen (Bronchitis, Grippe, Meningitis, Masern, Scharlach, Malaria, Flecktyphus, Syphilis und Gonorrhoe) beschäftigen. Auch hier wollen wir uns wieder nur mit einer Auswahl begnügen, da die Unsicherheit des Erfolges bei der verhältnismäßig kleinen Zahl der Beobachtungen eine zu große ist. Erwähnenswert scheinen uns Mitteilungen bei der Pneumokokkenmeningitis, wovon schon Wolff und Lehmann im Jahre 1913, später Leschke bei intralumbaler Verwendung Gutes gesehen haben. Auch kürzlich beschrieb Rosenow einen Fall, wo durch zweimalige Einspritzung von 30 mg Optochinum hydrochloricum in den Lumbalsack Genesung des Patienten bei einer völligen Sterilisierung der vorher massenhaft Pneumokokken haltenden Lumbalflüssigkeit erreicht wurde. Sogar bei einer Meningitis, durch andere Mikroben verursacht, wurde von Cordua ein günstiger Erfolg berichtet.

Einen experimentellen Beitrag hierzu, der wegen seines guten Anschlusses schon hier besprochen werden mag, lieferten Kolmer und Idzumi: Bei Kaninchen mit experimenteller Pneumokokkenmeningitis hatten 0,5 ccm einer ein- oder zweipromilligen Optochinlösung, subdural injiziert, einen deutlich günstigen Einfluß auf den Verlauf des Krankheitsprozesses, aber nur, wenn es höchstens 4—6 Stunden nach der Infektion gegeben wurde, später war es wirkungslos, ebenso wie bei zu großer Virulenz der Keime. In vitro erhöht Natriumoleat die Wirkung, in vivo aber nicht. Verfasser raten zur Behandlung der menschlichen Pneumokokkenmeningitis nach Entziehung einer gewissen Menge Spinalflüssigkeit pro Kilogramm Körpergewicht 0,5 ccm 1 : 1000 Lösung von Optochin in warmer steriler physiologischer Kochsalzlösung einzuspritzen.

Kolmer zeigte aber zugleich, wie außerordentlich vorsichtig man bei der intraduralen Injektion sein muß: Bei seinen Versuchstieren fand er etwa die folgenden Verhältnisse für die zulässige Größe der Dosen: Wird die für die intradurale Einspritzung zulässige Dosis mit 1 berechnet, so kann sie subkutan 16—128 sein, intraperitoneal 8—32, intrapleural 13—12$\frac{1}{2}$, intravenös 8.

b) Äußere Anwendung.

Während die Ansichten über den Nutzen von Optochin bei innerer Pneumokokkenerkrankung noch mehr als geteilt sind, herrscht im allgemeinen

Einigkeit über dessen Nutzen gegenüber der gefährlichen lokalen Pneumokokkenerkrankung: dem Ulcus serpens.

Stimmen, wie die von Dubois oder Schneider, die sich auch hierbei von keinem Vorteil bei Optochinanwendung überzeugen konnten, sind selten, und wir glauben auch, daß man ihnen kein zu großes Gewicht beilegen darf. Der Ablehnung von Dubois ist schon seinerzeit entgegengehalten worden, daß er wohl zahlreiche Fälle eitriger Ulzera gesehen und behandelt hat, aber bei Unterlassung bakteriologischer Charakterisierung der Erreger vielleicht gerade mit solchen Geschwüren zu tun hatte, bei denen Pneumokokken eine geringe Rolle spielten.

Wir dürfen also vorläufig ruhig daran festhalten, daß wir kein besseres Mittel als Optochin gegen das von Pneumokokken verursachte Ulcus serpens kennen. Neuerdings hat auch Fleischer dies nochmals betont. Andererseits ist aber daran zu denken, daß wir im Optochin keine Panazee haben, erstens weil das Ulcus auch von anderen als Pneumokokken verursacht sein kann, dann aber auch die Erreger zu tief sitzen können.

A. J. Bedell hat das Optochin mit Erfolg verwendet bei allerlei Augenentzündungen (Blepharitis, akuter und chronischer Pneumokokkenkonjunktivitis, gonorrhoischer Konjunktivitis, Frühlingskonjunktivitis, Dakryozystitis, Hornhautgeschwüren und Phlyktänen). Es zeigte sich aber, daß bei zu kleiner Dosis das Wachstum der Pneumokokken geradezu angeregt wird.

Zum Schluß des Teiles wollen wir noch die von dem Berliner Hals-Nasen-Spezialisten Haike empfohlene Behandlung des Heufiebers mit Optochinpinselung der Schleimhäute erwähnen. Er behauptet, hierbei viel günstigere Erfolge als mit jeder anderen, auch der sog. spezifischen Therapie gesehen zu haben.

II. Giftigkeit.

a) Quoad vitam.

Zum Glück können wir hier außerordentlich kurz sein, insofern uns kein Fall von tödlicher Optochinvergiftung bekannt geworden. Die Dosierung und Art der Anwendung haben wir schon oben (s. S. 482) ausführlich besprochen. Die Dosierung beim Tier kann man aus Angaben von Smith und Fantus und von Kolmer entnehmen. Erstere fanden Dos. let. (sbc. ?) beim Frosch 0,3 mg pro Gramm, bei der weißen Maus 0,5 mg pro Gramm Tier. Kolmer fand intravenös bei Maus, Ratte, Meerschweinchen, Kaninchen über 30—40 mg pro Kilogramm, subkutan 500—600 mg pro Kilogramm.

Wegen des Vergleiches der übrigen Anwendungsarten in die serösen Höhlen usw. siehe oben S. 494.

b) Die Giftigkeit gegenüber bestimmten Systemen.

Den wichtigsten Punkt, die Augenschädigung, haben wir oben ausführlich besprochen (s. S. 16 ff.).

Ferner ist eine Schädigung des Gefäß- und Muskelsystems behauptet worden (Smith und Fantus). Wir glauben aber, da klinisch hiervon nichts bekannt geworden, die experimentellen Versuche hierüber in das rein wissenschaftliche Kapitel über Einfluß des Optochins auf die Gewebe versetzen zu sollen, da, wie gesagt, praktisch dieser Einfluß keine Rolle spielt.

III. Einfluß auf die Gewebe.

a) **Blut.** Gehen wir jetzt zum folgenden Punkte unserer Fragestellung über, so sind uns betreffs der Wirkung des Optochins auf Blut und Zellen nur wenige Arbeiten bekannt geworden. Morgenroth konnte zeigen, daß, wenn man eine Suspension von gewaschenen roten Blutkörperchen mit Optochin versetzt, das Alkaloid sich der Hauptsache nach in den Blutkörperchen anhäuft, welche dann imstande sind, es später wieder an andere Körperzellen abzugeben. Auch in defibriniertem Blut tritt dieselbe Erscheinung auf, so daß die Erythrozyten das Optochin in etwa vierfach höherer Konzentration enthalten als das Serum.

Die löslichen Optochinsalze wirken mäßig stark hämolytisch, die freie Base aber kaum.

Schilling und Boecker prüften diese Speicherungsversuche mit einer ganz anderen Technik nach und kamen zu demselben Schluß. 1. Bei verschiedenen Tierarten, aber auch verschiedenen Individuen zeigten die Erythrozyten erhebliche Schwankungen. 2. Leukozyten speicherten das Optochin auf, aber in geringerem Maße. 3. Auch Gewebebrei (Kaninchenleber) nahm elektiv Optochin aus der Lösung auf.

Ein Einfluß des Optochins auf das Blutbild ist uns nicht bekannt geworden.

b) Die Wirkung auf andere Organe und Organsysteme ist bisher nur wenig untersucht worden. Smith und Fantus fanden die Wirkung hauptsächlich auf das Gefäßsystem beschränkt, und zwar sollte dies in ungünstigem Sinne beeinflußt werden (unverhältnismäßig große intravenöse Gaben!), das Herz zeigte irreparable Schädigungen, während die peripheren Gefäße sich stark kontrahierten. Auch ten Doesschate und Storm v. Leeuwen fanden bei Katzen und Kaninchen eine Blutdrucksenkung und schließlich diastolischen Herzstillstand. Man muß aber zu diesen Arbeiten bemerken, was die letztgenannten Autoren auch selbst tun, daß die (narkotisierten) Tiere wenigstens 5 mg Optochin, meistens aber viel mehr intravenös erhielten; dies würde also mit einer intravenösen Gabe von 125—600 mg beim Menschen übereinstimmen, wie sie wohl kein Mediziner je gebrauchen wird. (Wie wir sahen, wird per os nur 0,15—0,2 g auf einmal gegeben.)

Die anästhetische Wirkung von Optochin im besonderen auf die Kornea soll beim Eukupin mitbesprochen werden.

Smith und Fantus fanden ferner, daß die motorischen Nervenendigungen im Muskel verändert wurden; dies war deutlich bei Froschmuskeln. Bei Vergiftung von Mäusen und Kaninchen zeigen die Tiere Muskelschwäche und gehen in Krämpfen zugrunde. Bei fiebernden Kaninchen setzt Optochin die Temperatur herab.

IV. Antiseptische Wirkung in vitro und in vivo.

Über die antiseptische Wirkung des Optochins dürfen wir kurz sein, und zwar darum, weil wir diese hier und auch bei den späteren Mitteln immer nur in Hinblick auf die Frage behandeln wollen: „Wieweit ist der antiseptische Einfluß Grundlage für die praktische Therapie?" Nun ist, wie oben gesagt, Optochin praktisch therapeutisch nur für die Pneumokokkenerkrankungen angewandt worden. Die schon im Beginn unseres Berichtes erwähnten Morgen-rothschen Arbeiten sind, was Einfluß des Optochins auf die Pneumokokken sowohl in vitro wie in vivo anbelangt, so unbestritten, daß wir sie hier ohne weiteres als Tatsache und bekannt unterstellen können. Auf Ergänzungen in der jüngsten Zeit von amerikanischer Seite, soweit sie die experimentelle Meningitis betreffen, haben wir schon oben hingewiesen. Derselbe Autor, Kolmer, in Verbindung mit Sands, hat auch jüngst die Pneumokokken-pleuritis bei Meerschweinchen und Hunden bearbeitet. Während für gewöhn-lich diese Krankheit bei Meerschweinchen in drei Tagen tödlich verläuft, konnte er durch Einspritzung von 1 ccm 1 : 500 Optochin in jede Pleurahöhle einen günstigen Einfluß feststellen. Die benutzte Dosis ist nur etwa $^1/_{10}$—$^1/_{15}$ der tödlichen. Versuche an Hunden hatten dasselbe Ergebnis. Auch in Mischung mit Natriumoleat und Borsäure (Lamar) wirkte das Optochin günstig. Die genannten Dosen verursachten weder lokale Reizung noch allgemeine Ver-giftungserscheinungen.

Von dem Einfluß des Optochins auf Trvpanosomenerkrankungen hat sich praktisch bisher nicht viel gezeigt, so daß wir auch die theoretischen experimentellen Versuche übergehen dürfen. Die Wirkung des Optochins auf die Eitererreger wird gelegentlich der unser Hauptinteresse bildenden anderen Chininpräparate besprochen. Doch sei auch hier nochmals gerade deswegen auf die Arbeit von Morgenroth und Tugendreich hingewiesen.

B. Eukupin und Vuzin.

Der Krieg mit seinen millionenfältigen Verwundungen und den sich daran anschließenden eitrigen Prozessen verlangte noch viel mehr als die Friedens-praxis nach einem guten Antiseptikum, das möglichst spezifisch gegen die Eitererreger gerichtet war und die Gewebe schonte. Auf der Seite der Zentralen wurden so die ebenfalls von Morgenroth eingeführten Chinaabkömmlinge Eukupin und Vuzin benutzt. Auf der Seite der Alliierten, besonders der Eng-länder, erlebten die Akridinabkömmlinge Pro- und Akriflavin eine Wieder-geburt.

Schon bei der Erörterung der grundlegenden Versuche von Morgenroth über die desinfizierende Wirkung des Optochins zogen wir zum Vergleich einige Erfahrungen mit Eukupin heran (S. 15) (siehe auch Morgenroth und Tugend-reich).

Von diesem, dem Isoamylhydrokuprein, wie von dem Isooktylhydrokuprein, dem Vuzin, hatte sich ergeben, daß sie auf die Eitererreger Strepto- und Staphylokokken, vor allem in Tierversuchen, stärker wirkten als das Äthyl-hydrokuprein, das Optochin. Zwar nehmen in Gegenwart von Eiweiß, Serum, Blut, Eukupin und Vuzin an Wirksamkeit ab, jedoch nur, wenn diese in ziemlicher Verdünnung vorhanden sind. Bei starker Konzentration des Mittels, 1 : 1000 oder 1 : 2000, wie sie die Gewebe noch ohne Schaden vertragen sollen, machte sich dies nicht bemerkbar.

Auf theoretisch interessante Punkte kommen wir später nochmals im Zu-sammenhang zurück. Hier zunächst wieder die praktischen Ergebnisse. Wir wollen dabei im folgenden, um unnötige Wiederholungen zu vermeiden, Eukupin und Vuzin gemeinsam besprechen, da sie sehr häufig wahllos eines an Stelle des anderen benutzt wurden.

I. Therapeutische Anwendung.

1. Lokale Verwendung.

a) Chirurgische Infektionen.

Auf Grund der Morgenrothschen Angaben begann Bier mit der praktischen Erprobung des Eukupins bei eitrigen Prozessen, und sein Mitarbeiter Klapp folgte ihm bald in großem Maßstabe im Feldlazarett von Vouziers mit Anwendung des Isooktylhydrokupreins, dem Klapp aus Lokalpatriotismus für sein Lazarett den Namen Vuzin gab. Auch in der Heimat benutzte Rosenstein dieses Präparat in größerem Umfange für Fälle der Friedenschirurgie. Nach den Berichten bis zum Jahre 1918 konnte man am kürzesten die damalige Erfahrung so ausdrücken: Man war außerordentlich entzückt von diesem Mittel.

Klapp nannte seine neue Methode „Tiefenantisepsis", weil die desinfizierende Flüssigkeit mit langen Nadeln bis in die in der Tiefe liegenden Gewebe eingespritzt wurde. Er schrieb, daß „mit seinen Resultaten der Sterilisierung frischer Schußwunden durch Ausschneiden des Wundkanales und durch Umspritzen mit Vuzin alle früheren Versuche nicht Schritt halten könnten, und daß die Antisepsis mit dem Morgenrothschen Chininderivat eine nicht gesehene weitgehende Umänderung hervorgerufen habe".

Da es von großer Bedeutung sein sollte, daß die Vuzinlösung auch länger im Gewebe blieb, schlug Ansinn vor, 0,3% Gummi arabicum hinzuzusetzen. Enthusiastische Schilderung seiner Ergebnisse mit dem Schluß, daß, wenn jemand keine guten Resultate erhielt, es nicht an dem Vuzin, sondern an der Technik liege. Wie oft ist in der Geschichte der Medizin eine solche Behauptung zu finden! Und das leider nicht nur auf dem experimentell schwer zugänglichen klinischen Gebiet, sondern auch auf rein wissenschaftlichen. Man denke an die Reaktion auf „Abwehrfermente".

Auch Rosenstein schrieb von der außergewöhnlich starken, auch im menschlichen Körper wirkenden antiseptischen Kraft, sowohl des Eukupins wie des Vuzins. In einzelnen Fällen sah er eine Desinfektion innerhalb der Gewebe und eine daraus resultierende schnelle Heilung als einen bis dahin unbekannten und unerhörten Vorgang ablaufen. „Obwohl es", schreibt er, „für einen verantwortungsvollen Arzt ein schwerer Entschluß ist, eine Infektion, die augenscheinlich sofort operiert werden müßte, mit antiseptischen Mitteln zu behandeln, er hätte diesen Entschluß bisher nie zu bereuen gehabt." Im besonderen hat nach Rosenstein auch die Punktion der Mastitisabszesse mit nachheriger Auffüllung der Abszeßhöhlen mit 0,5% Eukupin oder 0,2% Vuzin Gutes geleistet. Zur Heilung seien nie mehr als fünf Punktionen nötig gewesen, aber auch, wenn es sich um parenchymatöse Brustdrüseneiterungen handelt, haben sich die Einspritzungen von 100 ccm von 0,25%iger Eukupinoder 0,1%iger Vuzinlösung sehr bewährt. Die Temperatur wird normal, die Schmerzhaftigkeit nimmt immer ab.

Auch noch ein Jahr später, 1920, berichtet Rosenstein mit großer Begeisterung von der guten Heilung von alten Abszessen und Karbunkeln ohne

Inzision durch Injektion von 0,02%iger Vuzinlösung. Neumann aber hatte, obwohl auch er bisweilen ein sehr günstiges Resultat beobachtete bei älteren Entzündungsprozessen und schlecht abgegrenzten Phlegmonen zahlreiche Versager und sogar Schädigungen, so daß er zur Vorsicht mahnte. Specht machte 1920 dieselben Beobachtungen, sah außerdem oft ernste lokale Gefäßschädigungen und bedrohliche Allgemeinerscheinungen. Die Empfehlung von Krabbel, bei ruhenden Infektionen, bevor man zum Messer greift, erst einen Versuch mit Vuzin zu machen, wird denn auch wohl wenig Anklang finden. Bibergeil beschreibt zwar einige der unangenehmen Nebenwirkungen, wie die große Schmerzhaftigkeit der Infiltration, welche oft zu Narkose zwingt (Krabbel) und die man auch durch $1/2$%igen Novokainzusatz mindern kann, ferner die meist am ersten Tage anhaltende Temperatursteigerung, schlechtes Befinden mit Kopfschmerzen und Erbrechen. Zugleich betont er aber die ausgezeichneten Erfolge; nur bei Panaritien der Finger und Zehen müsse man von der Vuzinbehandlung wegen Gefahr der Nekrose absehen. Das allergünstigste könnte man von der prophylaktischen Verwendung erwarten (s. auch Kaiser). Die Tiefenantisepsis mit Vuzin mache die primäre Naht jeder infizierten Wunde möglich; Abszesse und Phlegmonen werden nach Abfluß des Eiters reichlich mit Vuzin getränkt und primär geschlossen, jede Tamponade und Drainage falle weg. Trotz dieser Schilderung warnt er aber vor übertriebenen Erwartungen, da Gewebsschädigungen nicht immer ausbleiben, vor allem, wenn zugleich Adrenalin gebraucht wird, und weil von dem Mittel auch nur in der Hand eines guten Chirurgen Gutes erwartet werden kann.

Vuzin wirkt auch auf Gasödembazillen kräftig ein. Es wurde darum auch in der menschlichen Klinik angewandt. Nach Bieling soll es auch die Gifte der Gasbrandbazillen wenigstens teilweise neutralisieren. Nach Untersuchungen von Klose wurde aber die Voraussetzung der Therapie, zum Teil wenigstens, angegriffen, indem er im Gegensatz zu Morgenroth-Bieling selbst in einer Verdünnung von $1/100$ keine Abtötung der Sporen der Gasödembazillen fand und ferner eine Vernichtung oder ein Neutralisieren der Toxine dieser Erreger in einer Konzentration von $1/500$ auch nicht feststellen konnte. Ein — freilich auch noch immer bedeutsamer — Nutzen der Vuzinbehandlung bestände dann in der Vernichtung der vegetativen Formen der Gasödembazillen, und im Verein mit der spezifischen Serumtherapie könne die Anwendung der Tiefenantisepsis Gutes leisten. Ferner zeigten Morgenroth und Bieling, daß 0,1%iges Eukupin Meerschweinchen vor einer mehrfach tödlichen Dosis von Gasödemflüssigkeit schützen kann.

b) Schleimhautinfektionen.

In einer Reihe von mehr oberflächlichen Erkrankungen ist Vuzin wie Eukupin warm empfohlen worden, so von Michaelis bei der Plaut-Vincentschen Angina und zugleich als ein brauchbares Desinfektionsmittel für die Mundhöhle und bei der Behandlung der Alveolarpyorrhoe.

Seit wir aber für diese in einem Programm der Steinerschen Schule auch den Erfolg theosophischer Übungen haben rühmen hören, haben wir den Eindruck erhalten, als ob der Heilwert von Maßnahmen gerade dieser Erkrankung gegenüber nicht ganz leicht zu bestimmen ist!

Rosenbaum macht darauf aufmerksam, daß man mit dem salzsauren Eukupin schon beim einfachen Einnehmen vorsichtig sein muß, da er wiederholt bei Säuglingen Ätzwirkung (Pseudomembranen) im Munde gesehen hat, weshalb er immer Eukupin basicum, und zwar mit der Sonde gegeben haben will.

Auch für die genuine Ozäna hat Gassul erst eine 2%ige, dann eine 3%ige Eukupinsalbe außerordentlich gerühmt. Außer bei Ozäna hat man die Alkaloide auch lokal im Nasenrachenraum angewandt, bei Diphtheriebazillenträgern, so z. B. Sommer, Pfeiffer, Braun und Schaeffer, Kleinschmidt, Landé, und Meningokokkenträgern (Isaac). Bei Hautdiphtherie hat Biberstein Eukupin erfolgreich lokal verwendet, ebenso Franz.

c) Hautinfektionen.

Während wiederholt darauf hingewiesen wurde, daß die Chininpräparate und ihre Verwandten den Normalheilungsprozeß verzögerten durch Herabsetzung der „vitalen Fähigkeit", scheint dies sicher nicht der Fall, wenn diese doch schon durch irgendwelche Eitererreger beeinträchtigt ist (siehe auch später).

Denn Pineas schildert nach monatelangen Beobachtungen auf einer großen Berliner Nervenabteilung, wie sich bei den dekubitalen Geschwüren — ein für Patient wie Arzt so lästiges Vorkommnis — Vuzin sehr brauchbar erwiesen hat. Unter feuchten Verbänden, die zugleich 10% Alkohol enthalten, reagiert das Dekubitalgeschwür mit lebhafter Sekretion und Eiterbildung; vorhandene gangränöse Schorfe werden von den Unterlagen abgehoben, der Schorf abgestoßen, und die Geschwürsfläche reinigt sich, so daß nach drei bis vier Tagen eine glatte, mit frischroten Granulationen bedeckte Wunde entsteht. Pineas meint, daß das Vuzin auch bei anderen torpiden Zuständen von Nutzen sein müsse.

Zu dieser letzten, nur theoretischen Empfehlung gibt eine Arbeit von Hahn praktisches Material, insofern er bei den nach Kriegsverletzungen reichlich häufigen torpiden Narbenveränderungen ganz ausgezeichnete Erfolge gesehen hat. Aus einer großen Anzahl von Fällen führt er vier ausführlich an. Bei diesen bestanden große Narbengeschwüre lange Zeit, aller üblichen Behandlungen trotzend; nach sonstigen Erfahrungen war nur durch Ausschneidung und plastische Deckung etwas zu erhoffen. Hahn imbibierte die Umgebung ausgiebig zweimal oder öfter mit einer $0,05\%$igen Vuzin- und $\frac{1}{2}\%$igen Novokainlösung, behandelte dann trocken oder zum Teil mit Salbe und half noch durch kräftige Silbernitratätzung oder Schwarzsalbeaufstrich nach. Die günstige Wirkung des Vuzins erkläre sich einmal durch dessen keimtötende Kraft, obwohl dies kaum das Wesentliche hier ist, zweitens aber durch die Wirkung auf die benachbarten Geschwüre, wodurch die Zirkulationsverhältnisse besser werden.

Perkutane Infiltration der Haut mit $\frac{1}{10000}$ Vuzin soll nach Hoffmann die in Deutschland so verbreitet gewesene Bartflechte recht günstig beeinflußt haben. Die Behandlung ist aber sehr schmerzhaft.

Während man hier doch kaum einen spezifischen Einfluß auf die Erreger als Ursache der Heilwirkung annehmen kann, könnte dies für die günstigen Erfahrungen bei Erysipel gelten, wie sie Wassertrüdinger durch Injektion von 1% Vuzin in die obersten Schichten der Subkutis gemacht hat. Seinem Urteil darf man vielleicht darum einen gewissen Wert beilegen, weil er keineswegs ein kritikloser Anbeter dieses Chinaalkaloides ist, sondern in der gleichen Mitteilung auf das vollständige Versagen bei vier Fällen von Sehnenscheidenphlegmonen nachdrücklich hinweist. Ostrowski berichtet auch über günstige Erfolge mit Vuzin bei Erysipel und zugleich von sehr günstigen Erfolgen bei Amputationsstümpfen. Bei Pyodermie war Friedländer mit den Erfolgen des Eukupins sehr zufrieden.

d) Anästhetische Wirkung.

Da wir wiederholt von der Schmerzhaftigkeit der Einspritzungen mit Vuzin und Eukupin gesprochen haben, die durch gleichzeitiges Benutzen von Novokain (siehe auch oben die Pineasschen Untersuchungen) gemildert werden kann, sei hier auf die entgegengesetzte Wirkung, die anästhesierende, hingewiesen. Sie tritt einige Zeit nach der Einspritzung ein, und Picard suchte hieraus Kapital zu schlagen. Denn, wie Morgenroth[9]) schon festgestellt hat, ist einmal die durch eine 2%ige Eukupinlösung entstehende Anästhesie etwa 20—25mal stärker als die durch Kokain, ferner aber hält sie sehr lange, bis 40 Stunden und mehr, an. Picard fand, daß er noch nach einer Woche z. B. die Nähte schmerzlos entfernen konnte, obwohl die Tastempfindung schon früher zurückgekehrt war. Auch war in diesen Fällen der Wundschmerz sehr gering. Indessen ist dies der Nachteil: In der Hälfte seiner 14 Fälle, die so behandelt wurden, trat eine Gewebsschädigung auf, Ödeme, auffallende Schlappheit, speckartiges Aussehen der Granulationen und verzögerter Wundverlauf.

Wurde die Konzentration der zur Infiltrationsanästhesie benutzten Eukupinlösung verringert, so wirkte sie nicht stärker als die übliche Novokainlösung. Während er darum betreffs der anästhesierenden Wirkung des Eukupins zu einer abwartenden Haltung rät, meint er Einspritzung in die Blase von 5—10 ccm 1% Eukupin haltenden Öles bei Tenesmen sehr empfehlen zu können. So haben auch andere das Eukupin als Anästhetikum benutzt, ebenfalls für die Blase (Schneider, Hofmann), bei schmerzhaften Mastdarmleiden als Suppositorien (Henius), bei Krebsgeschwüren, wo es bisweilen auch außer der schmerzlindernden Wirkung Erweichung und Resorption der Tumoren befördern soll (Blumenthal, Tugendreich) und schließlich bei einer Reihe stark juckender Hautkrankheiten, wo es außerdem die Verhornung und Epithelisierung günstig beeinflussen soll (Friedländer).

e) Gelenke.

Wichtiger als all die bisher behandelten Erkrankungen schien der Nutzen bei der Behandlung infizierter Gelenke zu sein. Auch hier finden wir 1918 eine Reihe von sehr begeisterten Veröffentlichungen, zunächst auch wieder von Klapp. Ferner äußerte sich Fenner sehr günstig. In 78 Fällen schnitt er den Schußkanal genau aus, infiltrierte dann die ganze Umgebung mit 0,02% Vuzin und schloß die Wunde durch Naht, das Gelenk wurde dann von einer gesunden Stelle her punktiert, auch mit dieser Lösung ausgespült und ungefähr 10 ccm davon im Gelenk zurückgelassen. Es waren keine Resektionen nötig, und er verlor keinen Patienten. Ritter (siehe auch Schöne) sah aber auch ohne Desinfiziens von einfacher Ruhigstellung in Gips glänzendes Resultat. Doch trat Stieda auch für die Behandlung nach Fenner ein, selbst bei späterem Eingreifen, ebenso Oppenheimer.

Selbstverständlich ist die frühe Behandlung vorzuziehen, und von dieser berichtet von Goeldel ganz Ausgezeichnetes. Im Feldlazarett konnte er die Verwundeten schon vier, höchsten 15 Stunden nach der Verletzung in Behandlung nehmen. Nach Entfernung von Knochen-, Knorpel-, Geschoßtrümmern spülte er das Gelenk mit 0,01%, später mit doppelt so starker Vuzinlösung aus, wovon er etwas im Gelenk zurückließ; meist schon vom dritten Tage ab erhielt er normale Temperatur und einen glatten Verlauf, meist ohne Eiterung. Alles dieses galt auch für die sonst zu so schweren Eiterungen neigenden Granatsplitterverletzungen (siehe auch Goergens, Doenitz). Bemerkenswert ist, daß Schöne in einem vor Militärärzten gehaltenen Vortrag sich ziemlich reserviert äußerte, und dann bei der Aussprache die meisten Kollegen sich ihm völlig anschlossen und alle eine gute chirurgische Vorbehandlung als unbedingt notwendig bezeichneten (siehe auch Goergens). Freund und Ritter (siehe Schöne) gingen noch weiter und zeigten, daß ohne Desinfiziens durch genaue chirurgische Versorgung und absolute Ruhe ebenso gute Resultate erhalten werden können.

Im Jahre darauf spricht sich Mobitz bei den für die Friedenspraxis wichtigen gonorrhoischen Gelenkentzündungen außerordentlich günstig über die Vuzinbehandlung aus, und ähnliches gilt auch für einen anderen abgekapselten Eiterprozeß: für die Pleuraempyeme, wie sie gerade im Anschluß an die Grippe vorkommen.

f) Pleuraempyeme.

Rosenstein hat vier solche Empyeme, als sie noch in Bildung begriffen waren, ohne Operation restlos heilen können (durch ein- bis dreimalige Punktion und Nachfüllung mit 0,2% Vuzin oder 0,5% Eukupin).

Ebenso berichtet v. Reyher über gute Erfolge bei einer permanenten Spülung der Pleurahöhle; ein wie großer Anteil davon aber auf Rechnung des Vuzins kommt, wagt er nicht zu entscheiden.

Eingießen von Vuzinlösung in die Bauchhöhle nach Schußwunden schadet nach Prahl dem Peritoneum nicht, aber hatte in seinen wenigen Fällen keinen deutlichen Erfolg.

2. Innere Antisepsis.

In allen den bisher angeführten Fällen, wo Eukupin oder Vuzin benutzt wurde, haben wir es stets mit einer lokalen Anwendung dieser Präparate zu tun. Für die Idee der „inneren Antisepsis" kommen sie nur dann in Betracht, wenn sie ihren antiseptischen Einfluß auch nach Resorption von anderen als der erkrankten Stelle aus, oder einfach bei Zuführung vom Blut aus entfalten würden.

a) Bei eitrigen Infektionen.

Bei intraarterieller oder intravenöser Einspritzung in die Gefäße des erkrankten und zum Teil noch abgeschnürten Gliedes haben wir es allerdings im engeren Sinne auch nur mit einer lokalen Anwendung zu tun. So hat Stutzin intraarteriell Vuzin eingespritzt, ohne zu Ergebnissen zu kommen. Breslauer, der in ähnlicher Weise vorging, hatte etwas bessere Erfolge: Nach 2—3 Tagen fängt aber die Eiterung wiederum an, und chirurgische Maßnahmen bleiben nötig. Keppler gibt an, daß die intravenöse Zufuhr dreimal zu ernsterem Mißglücken geführt hat; daß die Einspritzung dieses Alkaloides ins Blut nichts Gleichgültiges ist. Dabei sei auch an die Bestimmungen von Bijlsma erinnert. Er fand, daß gewaschene Blutkörperchen vom Schaf, wenn sie in Ringerlösung suspendiert sind, schon von Vuzin in 0,01 bzw. von Eukupin in 0,02%iger Lösung hämolysiert werden; befinden sie sich im Serum, erst durch 0,1%ige Lösung. Wässerige Lösungen der salzsauren Salze geben mit dem Serum eine Trübung, wohl durch Ausfällung der Basen; erst in Verdünnung von $^1/_{16000}$ sind diese freien Basen löslich.

Manninger meinte, man könnte die Niederschlagsbildung und Einspritzung der Alkaloide in die Blutbahn vermeiden, wenn man vorher in dasselbe Gefäß etwas Säure injizierte (!?). Er tat dies mit Novokainlösung, der er 0,01% Milchsäure zusetzte. Nach ihm kommt nämlich die Ausfällung durch die alkalisch reagierenden Gefäßwände zustande.

Erst bei den folgenden Versuchen haben wir es wirklich mit der Anwendung der „inneren Antisepsis" in engerem Sinne zu tun, indem dem Körper sozusagen überlassen wird, das Mittel an die Erreger heranzubringen.

b) Bei Erkrankungen von Lunge und Pleura.

Wie oben erwähnt, erwartete man von Optochin gute Erfolge nur für die wirklichen Pneumokokkeninfektionen, und darum sollte es auch nur bei solchen, d. h. bei der kruppösen Pneumonie, gegebenenfalls auch bei Exsudaten und Empyemen, verursacht von Pneumokokken, angewandt werden. So schreibt auch Bacmeister, ganz entsprechend dieser Auffassung über die Verwendung des Optochins, daß dies, was die Erkrankung der Pleura betrifft, nur bei sicher nachgewiesener Pneumokokkenpleuritis gegeben werden darf.

Von Eukupin und Vuzin erhoffte man Gutes im allgemeinen für die Pleuritiden wegen ihrer Spezifität gegenüber den Eiterbakterien, welche ja zweifellos auch die Grippeerreger häufig begleiten oder ihnen folgen.

Rosenstein gibt nun an, daß er bei Grippekranken nach Einspritzung von 50—80 ccm 0,2%iger Vuzinlösung in die Oberschenkelmuskulatur keine Empyeme mehr gesehen hat. Da er aber nur 11 Fälle so behandelt hat und darunter z. B. nach den Zahlen Böhmes im gleichen Jahre nur etwa zwei Empyeme zu erwarten waren, kann man wirklich nicht zuviel daraus schließen.

Meyer, von den Velden, Schiffner und Spengler berichten ebenfalls von günstigen Erfahrungen mit Eukupin bei Grippe; das gleiche teilt Leschke als Eindruck mit, während Böhme das nicht uneingeschränkt findet. Für die Grippe sieht er keinen Vorteil, vielleicht, daß weniger Pneumonien auftreten. Sind aber Pneumonien vorhanden, so findet er, was die daran anschließenden Exsudate betrifft, daß bei 23 mit Eukupin behandelten Pneumonien Exsudate prozentual ebensooft auftreten, wie bei 110 spezifisch unbehandelten; vielleicht war aber bei diesen letzteren die Zahl der eitrigen Pleuritiden größer; auch die Mortalität schien, soweit man bei der kleinen Zahl des Materiales etwas aussagen darf, durch Eukupin geringer. Unter Weglassung der schwerkrank

Eingebrachten und innerhalb der ersten drei Tage Gestorbenen, starben von 20 Eukupinbehandelten nur 2, von 95 Unbehandelten 21, das wäre 10% gegen 22%.

Zülzer wie Alexander glauben beide an den Nutzen der Eukupinbehandlung und letzterer berichtet über zwei in Genesung ausgegangene Fälle von Encephalitis lethargica, von denen der eine mit Eukupin, der andere mit Vuzin behandelt worden ist. Ebenfalls im Sinne der „inneren Antisepsis" könnten Erfahrungen von Karo mit intraglutaealer Einspritzung von 1% Eukupin bei urologischen Krankheiten, insbesondere von Gonorrhoe, gedeutet werden. Da er aber die Eukupinbehandlung zugleich mit 10—20%iger Terpentineinspritzung kombiniert, ist eine Deutung seiner günstigen Ergebnisse recht schwierig.

3. Ungünstige Erfahrungen.

Im großen und ganzen haben wir bisher die günstigen Erfahrungen mit Eukupin und Vuzin wiedergegeben und uns auch eigener Kritik, abgesehen von einzelnen Bemerkungen, enthalten.

Die Zahl der Mitteilungen, welche die Therapie mit diesem Präparat ablehnen, ist zweifellos geringer, aber wie schon oben beim Optochin gesagt, es kommt nicht auf die Zahl an, sondern auf die Art, wie das „Für" oder das „Wider" begründet wird. Der Unparteiische kann sich dann kaum des Eindruckes erwehren, daß die ablehnende Kritik von Hauke und Keysser viele gute Gründe enthält. Vor allem scheint Hauke dem Vuzin zu geben, was ihm zukommt, indem er betont, daß es auch ihm wie anderen in vielen Fällen Dienste geleistet hat, aber das waren freilich solche Fälle, die möglicherweise ohne Vuzin auch gut geworden wären. Von 16 leichten und mittelschweren Weichteilverletzungen, wobei die Wunde sorgfältig ausgeschnitten und nachher einmal mit Vuzin reichlich umspritzt wurde, behandelte er die Hälfte offen, die anderen mit primärer Naht; alle genasen. In allen Fällen Haukes zeigten aber die Gewebe Zeichen herabgesetzter Reaktionsfähigkeit, als deren deutlichster Ausdruck die auch nach 8 Tagen noch fehlende Granulationsbildung anzusehen ist.

Bei schweren Weichteilverletzungen war die Wunde nur die ersten zwei Tage reaktionslos, dann aber traten reichliche Eiterungen, Fibrinabscheidungen, Abstoßung von nekrotischen Muskelfäserchen und Sehnenscheiden ein.

Handelte es sich nicht um reine Weichteilverletzungen, sondern zugleich um Knochenverletzungen, so konnten in 25 behandelten Fällen auch dreimal Gasbrand und dreimal eine Absetzung nicht vermieden werden. Bei der Absetzung fiel auf, daß anstatt eines schnellen und ungestörten Wundverlaufes, den man nach der Vuzinbehandlung erhoffen durfte, schon nach 2—3 Tagen dicke Fibrinbeläge und eine oberflächliche Abszedierung eintrat. Unter 9 Gelenkverletzungen heilten 6 gut, 3 wurden infiziert.

Bei den unter seinen 56 Fällen viermal auftretenden Gasphlegmonen schien ihm einmal ein unzweifelhaft günstiger Einfluß des Vuzins vorhanden. Auch gibt Hauke zu, daß das Ergebnis von Klapp, der in drei Viertel seiner Fälle von Gelenkverletzungen ein bewegliches Gelenk erhält, auch die besten der sonst veröffentlichten Statistiken um etwa 10% übertrifft.

Keysser hatte sich schon 1919 wenig günstig über Vuzin geäußert, er schrieb ihm zwar einen unzweifelhaften Einfluß auf eiterige Prozesse zu, aber mochte es wegen der damit verbundenen Gewebsschädigung nicht empfehlen [1]. In dem letzten Jahre untersuchte er auch nochmals die Grundlage der ganzen Therapie und kam zum Teil zu durchaus von den ursprünglichen Angaben Morgenroths abweichenden Ergebnissen: getreu unserer Einteilung wollen wir erst später darauf eingehen.

Die guten Erfolge von Klapp usw. ließen sich nämlich durch seine auch von anderen geübte Technik der Aus- und Umschneidung mit Anfrischungsdesinfektion verstehen, und andere hätten ohne Vuzin sogar viel mehr Wunden primär geschlossen als Klapp und dann Gutes erreicht.

Also die prophylaktische Benutzung des Vuzins ließe sich darum weder durch die experimentellen (siehe später), noch durch die praktischen Ergebnisse rechtfertigen, vor allem, da man es mit keinem unschuldigen, die Gewebe unbeeinflußt lassenden Mittel zu tun habe (siehe auch Schöne c. s.).

Auf die jüngste Arbeit von Keysser, worin er die Schädigung der Gewebe mit einer „sehr exakten“ Methode sichtbar machen will, und die auch für das Vuzin ungünstige Ergebnisse liefert, wollen wir ebenfalls weiter unten und vor allem bei Besprechung des Trypaflavins zurückkommen.

Wie steht es nun nach Keysser mit der therapeutischen Verwendung, wenn wirklich schon Eiterung besteht?

Auch hier völlige Ablehnung, und zwar wegen ungünstiger Versuche hinsichtlich desinfizierender Wirkung von Vuzin im Eiter in vitro (siehe später), und dann — was uns hier allein interessiert — wegen der eigenen wie fremden Mißerfolge in praxi. Er stellt diese zusammen und gibt folgende Übersicht:

Arten der Entzündungsprozesse	Ergebnisse von Keppler-Hofmann		Ergebnisse von Specht		Ergebnisse von Keysser		Kontroll-Ergebnisse mit NaCl und Serum von Keysser	
	Gesamtzahl	Versager	Gesamtzahl	Versager	Gesamtzahl	Versager	Gesamtzahl	Versager
Abszesse	17	3 mit 1 Todesfall	—	—	6	3	1	0
Mastitis	8	3	—	—	1	0	6	1
Furunkel und Karbunkel	8	0	1	0	1	0	1	0
Phlegmonen	—	—	4	1	6	3	7	2
Sehnenscheidenphlegmonen	25	17 { 12 Nekrosen 5 Todesfälle	11	6	1	1	—	—
Gelenkentzündungen . .	10	4	—	—	1	1	—	—
Erysipel	1	0	—	—	1	1	—	—

Aus dieser Tabelle leitet er ab, „daß eine Beeinflussung umschriebener Eiterungen und Abszesse in der Tat von allen Autoren durch die Vuzinbehandlung erzielt zu sein scheint, dieselbe aber in allen Fällen fortschreitender Ent-

---

[1] Keysser verglich 32 Fälle tiefer Eiterungen mit Vuzin behandelt mit 9 Fällen gleicher Art mit Trypaflavin behandelt (s. bei Trypaflavin S. 519).

zündungen vermißt wird". Er bespricht dann noch im einzelnen verschiedene Versager, stellt auch der von verschiedenen günstig beurteilten Empyemtherapie Mißerfolge von Umber bei achtmaliger Verwendung entgegen. Endlich weist er auf Todesfälle hin, die nach intravenöser Zuführung Specht und Keppler zugestoßen sind. Die wiederholt behauptete günstige Wirkung von Vuzin sei nur scheinbar, indem dies als Folge der Gewebsschädigung zunächst den Verlauf milder macht, und so ist der langen Arbeit Schluß: „Vuzin ist weder als Antiseptikum noch als Desinfiziens, also in keiner Weise für die Wundbehandlung geeignet."

Überblickt man das Material, soweit wir es hier wiedergegeben, unvoreingenommen, so ist zweifellos diese Kritik von Keysser zu weitgehend, und es ist vor allen Dingen unberechtigt, nur das seiner Meinung nach statistisch verwertbare Material zusammenzustellen und damit in der obengenannten Tabelle die ungünstigen Auskünfte zu vereinigen.

Auch schon bei der Kritik von Hauke muß man sagen, er habe um des reinen Ergebnisses willen, nämlich um die Wirkung nur einer Einspritzung zu studieren, die praktische Therapie nicht genügend berücksichtigt. Ist es doch nicht auszumachen, ob nicht trotz der in einzelnen Fällen nach einer Einspritzung beobachteten Gewebsschädigung eine weitere Injektion doch noch für den Gesamtverlauf günstig gewirkt hätte.

Was nun aber Keysser betrifft und wohl eine Reihe anderer, die ihm folgen, so ist ihnen zu sagen: es geht nicht an, alle positiven Befunde zu negieren auf Grund auch anscheinend sehr beweisender negativer.

Von der Bewertung der experimentellen Ergebnisse für die praktische Verwendung, die bei Keysser eine so große Rolle spielt, können wir erst am Schluß nach Wiedergabe der Experimente etwas sagen.

II. Giftigkeit.

a) Quoad vitam.

Von tödlichen Vergiftungen mit Eukupin und Vuzin ist ebensowenig wie beim Optochin zu melden.

Die letale Dosis beim Tier beträgt nach Bijlsma für Mäuse 200 mg Vuzin und 300 mg Eukupin pro Kilogramm Körpergewicht und bei Katzen 200 mg bzw. 25 à 50 mg, alles bei subkutaner Einspritzung. Bei langsamer intravenöser Einspritzung beträgt die letale Dosis bei Katzen von Vuzin 15, von Eukupin 13 mg pro Kilogramm bei Benutzung einer 1%igen Lösung; wird eine 1‰ige Lösung gegeben, so sind erst 40 à 120 bzw. 70 mg tödlich. Bei Kaninchen beträgt die tödliche Dosis des Eukupins bei intravenöser Einspritzung, je nachdem die Vagi durchschnitten sind oder intakt, 60 bzw. 13 mg pro Kilogramm Tier. (Siehe auch Morgenroth [6])).

b) Beschädigung der Gewebe.

Nur in einer geringen Zahl wird von Augenstörungen nach Gebrauch von Eukupin gesprochen; von Vuzin haben wir nichts über derartiges gelesen. So haben Franke und Hegler, während sie im Jahre 1919 insgesamt 1400 g Eukupin verordnet hatten, ohne irgendeine Schädigung zu sehen, im Januar 1920 fast gleichzeitig drei Fälle schwerer Sehstörung beobachtet an Grippepatienten, behandelt mit diesem Alkaloid. Die Kranken erhielten insgesamt 6 g in 60 Stunden bzw. $11^{1}/_{2}$ g in 4 Tagen bzw. 3,6 g in weniger als 48 Stunden. Die Dosierung ist also wohl, wenn man sie mit der des Optochins vergleicht, als eine ziemlich hohe zu betrachten, dies obgleich man auch noch viel höhere Gaben ohne Schaden verabreicht hat. Die Störungen kamen ophthalmoskopisch ziemlich mit denen bei Optochin überein[1]).

Das wichtigste wieder im Hinblick auf den praktischen Gebrauch ist der Einfluß auf die Gewebe bei lokaler Anwendung. Keysser hat einen solchen im ungünstigen Sinne angenommen wegen der Niederschlagsbildung, die Vuzin in 0,01 %iger Lösung im Serum (siehe auch Bijlsma) hervorruft, ferner wegen der hämolytischen und die Phagozytose hemmenden Wirkung, endlich hat er auch diesen schädlichen Einfluß in Versuchen mit isolierten Gewebsstücken unmittelbar zu beweisen gesucht.

Da unserer Meinung nach (siehe bei Trypaflavin) diese Versuche keineswegs ein eindeutiges Ergebnis liefern, können wir uns auch die Schlußfolgerungen Keyssers nicht zu eigen machen.

III. Wirkung auf Blut und Organe.

a) Blut.

Es sei an die oben (S. 43) schon erwähnten Befunde Bijlsmas erinnert, daß die salzsauren Salze von Eukupin und Vuzin im Serum wohl durch Ausfällung der Basen zu Trübungen Anlaß geben; auch wegen der hämolytischen Wirkung (siehe oben).

Eine besondere Affinität der Erythrozyten für Vuzin und auch das sog. Vuzinotoxin scheint aus Untersuchungen von Böcker hervorzugehen. Auch Bieling nimmt eine Affinität des Vuzins zu den roten Blutkörperchen an und wohl auf Grund seiner Versuche mit Agarkeilen, worauf später näher eingegangen wird. Morgenroth[6]) sagt, daß die Erythrozyten weit besser das Vuzin als das Optochin binden; und ebenso haben die Leukozyten eine ausgesprochene Fähigkeit zur Bindung der höheren Homologen.

Die Phagozytose soll nach Keysser durch Vuzin herabgesetzt werden (Messung durch die Opsoninbestimmung nach dem Wrightschen Verfahren).

b) Andere Organe.

Gelegentlich des Optochins erwähnten wir kurz seine anästhetische Wirkung auf die Kornea. In einer sehr interessanten Arbeit zeigt Morgenroth (7), welche Beziehung zwischen diesem anästhetischen Einfluß und der chemischen Konstitution besteht. Bringt man die Alkaloidlösungen genau eine Minute mit der Hornhautoberfläche in Berührung, dann kann man die Wirkungen ohne weiteres vergleichen. Chinin selbst macht die Kaninchenkornea für 30—90 Minuten ganz anästhetisch. Bei Optochin hält die Wirkung länger an, bis zu 10 Tagen, und zwar in unverminderter Stärke, um erst nach 13 Tagen abzuklingen. Ersatz der Äthyl- durch die Propyl-Gruppe bewirkt eine zehnfache Steigerung der anästhetischen Wirkung. Eine 0,08 %ige Lösung von Eukupin gibt nach einminutenlanger Einwirkung keinerlei Reizwirkung, eine 0,2 %ige Lösung kaum eine geringe Trübung der Kornea, stärkere Konzentrationen dagegen erhebliche

---

[1]) Erwähnt sei jedoch der Hinweis dieser Autoren auf den Befund von Heßberg, daß bei Grippe Neuritis optica und retrobulbäre Neuritis auch ohne Gebrauch von Eukupin auftraten,

Trübung und Chemosis der Konjunktiva, auch Abwehrreaktionen (Bijlsma).
Auf die Bedeutung stereo-isomerer Veränderungen, nicht nur für die anästhetische, sondern auch für die desinfizierende Wirkung, können wir hier nicht eingehen. Nur sei auch hier auf die Arbeit Morgenroths und Bumkes hingewiesen, wobei auch die — weil praktisch zur Zeit bedeutungslos — von uns gar
nicht besprochenen sog. Toxine der Chinaalkaloide behandelt sind. Obwohl
Eukupin nach Morgenroth[9]) das am intensivsten wirkende Anästhetikum ist
und etwa 20—25mal so wirksam als Kokain, so ist es unseres Wissens nach
praktisch in irgendwie größerem Maße noch nicht benutzt worden. Bijlsma hat
im wesentlichen diese Angaben Morgenroths bestätigt. Auch Picard u. a.
haben (siehe oben S. 501) schon gesprochen über das allgemeine anästhetische
Vermögen von Eukupin und seine praktische Verwendung. Hier wäre noch
der Befund von Bijlsma nachzutragen, daß eine Lösung von 1 : 1000 Vuzin
und 1 : 100 Eukupin zunächst die sensiblen Fasern des Ischiadikus beim
Frosch lähmt. Zur motorischen Lähmung sind stärkere Lösungen bzw. längere
Einwirkungsdauer nötig. — Was die Beeinflussung anderer Organe durch
Eukupin und Vuzin betrifft, so verdanken wir unsere Kenntnisse einer ausgezeichneten exakten pharmakologischen Untersuchung Bijlsmas aus dem
Utrechter Laboratorium von Magnus. Wir müssen uns mit der Wiedergabe
der wichtigsten Ergebnisse begnügen, die auch nur mehr wissenschaftliche als
praktische Bedeutung haben, weil glücklicherweise, wie schon oben bemerkt,
schädliche giftige Einflüsse im allgemeinen nicht beobachtet sind. Bijlsma
fand, daß Vuzin und Eukupin in einer Konzentration von 1 : 10 000 bis
1 : 1500 Stillstand des Froschherzens an der Straubkanüle verursachen; bei
dem Langendorffherzen (Kaninchen, Katzen) tritt Stillstand bei der Konzentration 1 : 10 000 ein. Auf die peripheren Gefäße wirkt Vuzin verengernd,
Eukupin erweiternd. Auf die Koronargefäße beide erweiternd, auf die Lungengefäße beide meistens verengernd. Nach intravenöser Einspritzung bei Katzen
und Kaninchen zeigt sich bei Vuzin und Eukupin eine Blutdrucksenkung.

Außer Bijlsma hat nur Hofmann diese wichtige Frage etwas näher erörtert. Er fand bei intravenöser Einspritzung bei Kaninchen bei kleinen Dosen
mäßige Blutdrucksenkung, Pulsverlangsamung und -amplitudenvergrößerung,
welche bald vorübergingen. Mehr als 10—15 mg Vuzin pro Kilogramm aber
führte unter starker Pulsverlangsamung, starker Blutdrucksenkung und Krämpfen
zum Tode; noch größere Gaben sind sofort letal. Das Herz steht immer in
Diastole still, während Bijlsma beim isolierten Langendorff-Herzen stets
systolischen Stillstand fand (Dosisfrage?). Vagusausschaltung durch Atropin
ändert daran nichts. Beim Hunde traten dieselben Erscheinungen auf; außerdem war die Blase mit hämolytischem Harn prall gefüllt.

Ähnlich wie beim Optochin konnten wir diese Versuche als solche von rein
wissenschaftlichem Interesse betrachten und haben sie nicht in das die praktische Frage behandelte Kapitel über Giftigkeit auf Organe gestellt. Denn
die Dosen, welche einen deutlichen Einfluß erkennen lassen, liegen erheblich
über denen, die beim therapeutischen Gebrauch zur Anwendung kommen.
An der isolierten Lunge der Katze fand Bijlsma mit Vuzin Verengerung der
Bronchien, mit Eukupin (Chinin und Chinidin) Erweiterung bei einer Konzentration von zirka 1 : 20 000. Die Wirkung am isolierten Dünndarm von
Vuzin und Eukupin ist nicht immer konstant; jedoch wird meist eine

hemmende Wirkung gefunden; am isolierten Uterus der Katze und des Kaninchens stets nur Hemmung.

Böcker verfolgte den Gang des Vuzins durch den Tierkörper und konnte feststellen, daß nach subkutaner Einspritzung nach 24 Stunden beim Meerschweinchen noch mindestens 58 % an Ort und Stelle liegt; nach intravenöser Einspritzung beim Kaninchen findet sich nach einer Stunde nur noch $\frac{1}{33}$ der ursprünglichen Dosis im strömenden Blut. Nach großen Dosen, die Böcker selbst eingenommen, erscheint in den ersten zwei Tagen nur höchstens 1,7 % im Harn und 9,5 % im Stuhl. Das Alkaloid scheint nach dieser geringen Ausscheidung mit den Fäzes also im Darm doch gut resorbiert zu werden; und es wird auch dort wahrscheinlich nicht zersetzt, denn nach subkutaner Injektion an Tieren ist das Ergebnis dasselbe. Eine geringe Menge findet man in Leber, Milz und Nieren zurück, wo aber die große Masse sich befindet, konnte Böcker nicht feststellen. Die Ausscheidung des Eukupins schien in derselben Weise vonstatten zu gehen. In einem gewissen Gegensatz dazu konnte Bijlsma bei der Katze und beim Kaninchen nach subkutaner Einspritzung von Vuzin und Eukupin keines der beiden Salze im Urin nachweisen.

IV. Antiseptische Wirkung.

a) In vitro.

Die antiseptischen Versuche im Reagenzglase, die wieder den Ausgang der ganzen Therapie gebildet haben, können wir auch hier relativ kurz behandeln, weil sie mehr oder weniger unbestritten die starke desinfizierende Kraft dieser Chinaalkaloide in reiner Bouillon festgestellt haben. Am wichtigsten sind die Arbeiten von Morgenroth und Tugendreich, von Kaufmann über die Abtötung der Strepto- und Staphylokokken geworden; Pyozyaneus soll nach Keysser relativ fest gegen Vuzin sein. Darin würden englische Autoren (Kellock und Harrison, siehe Trypaflavin S. 70) etwas Günstiges sehen, da sie im Wachstum des Pyozyaneus Vorteile für die Heilung erblicken. Der Wirkung von Eukupin und Vuzin auf die Pneumokokken, relativ schwach verglichen mit dem Einfluß des Optochins, sind Arbeiten der Obengenannten, wie ferner von Gutmann, Wright, Neufeld und Schiemann, Tugendreich und Russo gewidmet. Braun und Schäffer, Sommer untersuchten die Wirkung auf Diphtheriebazillen, Morgenroth und Bieling bestimmten, daß Milzbrandbazillen, Morgenroth und Rosenthal und Cohn, daß Trypanosomen, Morgenroth [4] [5] [6], daß Malariaplasmodien durch Chininabkömmlinge abgetötet werden. Morgenroth wies gemeinsam mit Bieling nach, daß die im Kriege so bedeutsamen Gasbrand- und Tetanusbazillen vernichtet werden.

Eine gute tabellarische Übersicht der abtötenden Wirkung verschiedener Chininabkömmlinge auf verschiedene Bazillen findet man in dem Artikel Rhodes S. 33 im Heffterschen Handb. d. exp. Pharmakologie.

Wie steht es nun wieder im Hinblick auf die praktische Anwendung hinsichtlich der Wirkung bei Gegenwart von Blut, Serum, Eiter und anderen Geweben? Der für viele entscheidende Versuch, ob nämlich der bakterienhaltige Eiter durch Einwirkung des Vuzins in vitro keimfrei wird, ist Keysser negativ ausgegangen, und das, als eine — seiner Meinung nach — 10 bis 20mal so starke Konzentration von Vuzin benutzt wurde, als die Gewebe straflos aushalten. Sublimat sei 5—10fach dem Vuzin an Desinfektionskraft überlegen. Bei Wiederholung dieses Versuches (Sluyters) in unseren Laboratorien kamen wir zu gleichen Ergebnissen, und zwar auch als Staphylokokkeneiter aus einem Mammaabszeß mit Vuzin in 0,6%iger Lösung 24 Stunden zusammengelassen wurde. Dieselben negativen Resultate hatten wir mit Eukupin.

Zu diesem Befunde paßt auch das Ergebnis von Bijlsma bezüglich der starken Abschwächung der antiseptischen Wirkung von Vuzin und Eukupin gegenüber dem nach seiner Meinung äußerst empfindlichen Micrococcus tetragenes durch Zusatz von Blut oder Serum (vielleicht durch Ausfällung der Base, siehe auch oben S. 43). Ja selbst der Zusatz von Kochsalz zur wässerigen Lösung, soviel, daß sie zu einer physiologischen NaCl Lösung wird, setzt die hemmende Grenzkonzentration um $1/_3$—$2/_3$ herab. Kamen zum Nährboden nur geringe Mengen von Schafsblutkörperchen, dann entstand ein neues Absinken auf $2/_3$.

In einem gewissen Gegensatz hierzu steht die methodisch hübsche Untersuchung von Bieling; denn nach ihm kommt die Hemmung bei Zusatz von Blut fast ausschließlich auf Rechnung der Blutzellen. Er legte keilförmige Stücke Agar möglichst dicht auf eine Agarplatte, in der Vuzin gelöst war, und impfte die geneigte Oberfläche mit Bazillen; das Heilmittel muß also, um das Wachstum auf der geneigten Oberfläche zu verhindern, eine verschieden dicke Agarschicht durchdringen; wo eine genügende Menge des Vuzins hindurchgehen kann, wird das Wachstum verhindert: an den dünneren Teilen des Keiles wird man keinem Wachstum begegnen. Wenn er dem Agarkeil rote Blutkörperchen zugemischt hatte, sah er, daß die Keillänge für ein größeres Stück bewachsen war, das Blut bietet also dem Vuzin ein vermehrtes Hindernis. Auf diese Weise konnte er zahlenmäßig (durch die Messung der Differenz der unbewachsenen Keillängen) die Stärke der Verminderung des Aktionsradius des Vuzins in Agar durch Zusatz von Erythrozyten bestimmen. Aus Kontrollversuchen, wobei statt Blut Serum genommen war, ging hervor, daß es nicht auf den Eiweißgehalt, sondern wirklich auf die Blutzellen ankommt.

Es sei übrigens erwähnt, daß Morgenroth[6]) selbst auch auf die Bedeutung der Gegenwart von Eiweiß hingewiesen hat und angegeben, daß dies in den Konzentrationen, wie es in den Gewebsflüssigkeiten vorkommt, keine Rolle spielt. Er hatte Versuche zur Desinfektionswirkung in eiweißhaltiger Aszitesbouillon getan und dabei keine Hemmung gefunden, wohl aber durch Vollserum; hierbei ergab sich, daß der Desinfektionswert von Vuzin stark sinkt, nämlich von etwa 1 : 80 000 auf 1 : 8000 bis 1 : 16 000. Die Beeinflussung ist stärker als beim Optochin. Aber wie gesagt, lehnte er die praktische Bedeutung dieses Einflusses ab, weil ja viel stärkere Konzentrationen 1 : 1000, ja 1 : 200, bei Gelenken sogar 1 : 100 ohne Gewebsschädigung vertragen werden sollen. Diese Überlegung trifft aber nicht ganz zu; wir werden ja doch im Organismus dem Vuzin und Eukupin nicht so sehr in Gegenwart von Vollserum begegnen wie in enger Beziehung zum Eiter; und was den letzten betrifft, haben wir (siehe oben) gefunden, daß da sehr starke Konzentrationen des Vuzins und Eukupins ohne Einfluß auf die Bakterien sind.

Von großer Bedeutung für das desinfizierende Vermögen des Vuzins und Eukupins ist nach den Untersuchungen von Michaelis und Dernby die

Reaktion des Mediums. Sie weisen darauf hin, daß die große Differenz, welche zwischen der Wirkung dieser Stoffe in vitro und der in den Geweben besteht, noch nie genügend aufgeklärt worden ist; sie vermuten nun, daß hier das P_H des Mediums ein große Rolle spielt, und ihre Versuche beweisen das tatsächlich. In Puffergemengen stieg die bakterizide Wirkung von Eukupin, Eukupinotoxin, Vuzin und Optochin auf Staphylokokken stark an mit zunehmender Alkalität; in Bouillon mit verschiedenem P_H wurde dasselbe Ergebnis, was das wachstumhemmende Vermögen betrifft, erhoben. Die freie Base ist der wirksame Bestandteil, nicht die Ionen. Das Wirksamkeitsmaximum liegt für Eukupin bei $P_H = 8$; die Wirksamkeit im Blut erreicht nur $^3/_5$, in den Geweben $^1/_2$, in Entzündungsexsudaten nur $^1/_6$ bis $^1/_8$ dieses Wertes!

Deshalb betonen sie mit Recht, daß man jetzt einen Stoff suchen muß, der sogar bei geringem P_H noch gut wirkt, oder einen, der sein Optimum nicht bei $P_H = 8$, sondern niedriger hat, also ein Alkaloid von schwächer basischem Charakter als die bisherigen Präparate, so daß es schon bei $P_H = 7$ praktisch total hydrolysiert sein müßte. (Im Anschluß hieran sei auf die Arbeit von Vermast hingewiesen, der ähnliches fand bei der Benzoesäure, wo auch nur die ungespaltene Benzoesäure als Antiseptikum in Betracht kommt und nicht das Benzoation oder das ungespaltene Natriumbenzoat; daher hing hier ebenso die antiseptische Wirkung sehr stark mit der Wasserstoffionenkonzentration [und dem Puffergemenge] zusammen.)

Noch ein anderer physikalisch-chemischer Faktor für die Wirksamkeit der Chinaalkaloide ist zu erwähnen. Eschbaum hatte gefunden, daß Vuzin die Oberflächenspannung stärker erniedrigt als irgendein anderes Alkaloid. Als Traube diese Erscheinung genauer verfolgte und die verschiedenen Homologen miteinander verglich, fand er, daß die desinfizierenden Wirkungen der Hydrokupreine und ihrer Toxine verschiedenen Bakterien und Kokken gegenüber ihrer Oberflächenaktivität parallel gehen. Die Mikroben, auf die sie wirken, sind meist Grampositiv: Eine vollständige Analogie der Wirkungen besteht zwischen Farbstoffempfindlichkeit von Bakterien usw. basischen Farbstoffen gegenüber und Adsorptionsvermögen der Hydrokupreine und ihrer Toxine. Hierzu ist aber wieder zu bemerken, daß Michaelis und Dernby in ihrer obengenannten Arbeit bei Besprechung der Ansicht Traubes gezeigt haben, daß es viel besser ist, das desinfizierende Vermögen auf P_H als auf die Oberflächenspannung zu beziehen. Sie brachten für Eukupin die Oberflächenspannung und die Desinfektionsaktivität bei verschiedenem P_H in Kurven und verglichen diese mit einer Kurve, welche den theoretisch zu berechnenden, nichtdissoziierten Anteil bei verschiedenem P_H für eine Base mit einer Dissoziationskonstante $K_b = 10^{-7}$ angibt; hieraus ging hervor, daß die Aktivitätskurve befriedigend mit dieser „Dissoziationsrestkurve", dagegen nicht mit der Oberflächenspannungskurve sich decken ließ.

Nach Langer sind die höheren Homologen weniger dispers als die niedrigeren, was nach ihm ihre stärkere bakterizide Wirksamkeit erklärt.

b) In vivo.

Diese Versuche in vivo, die eigentlich stets die Grundlage der Therapie bilden müssen, sind bei Eukupin und Vuzin relativ spärlich oder sehr spät angestellt worden. Die Ursache liegt aber auf der Hand. Froh, ein starkes, vielleicht zur inneren Desinfektion geeignetes Antiseptikum gefunden zu haben gerade gegen Eitererreger, mit die gefährlichsten Feinde, denen im Kriege zu begegnen war, gab Morgenroth das Mittel aus der Hand, um vielleicht unmittelbar Menschen helfen zu können. Er selbst hat die Lücke empfunden, welche durch das Fehlen einer Prüfung am Tier, erzwungen durch die Not der Zeiten, entstanden ist. Allzu groß brauchte ihn in diesem besonderen Falle der Mangel nicht zu drücken, da die Wirksamkeit des Mittels, wenn auch nicht gegen die Eitererreger, so doch gegen die Gasbrandbazillen, schon vorher in seinem Laboratorium von Bieling festgestellt war. Dieser fand, daß es bei Meerschweinchen ebenso wie in vitro gelingt, durch Behandlung mit den höheren Homologen der Hydrochininreihe die Vermehrung und die Giftproduktion der Gasbrandbazillen zu hemmen, die Bazillen abzutöten, das Angehen der Infektion zu verhindern und so eine Schutzwirkung zu erzielen. Die Tiere wurden mit einer mit Sicherheit krankmachenden Menge der Ödemflüssigkeit schwerkranker Tiere infiziert. Reagenzglasversuch und Tierversuch gingen vollkommen parallel: In beiden waren Chinin und Optochin schwach wirksam bzw. nicht imstande, die Tiere zu retten, während Eukupin eine starke, Vuzin eine äußerst starke Schutzwirkung ausübte und in vitro schon in schwächster Konzentration die Bazillen abtötete. Nach Untersuchungen von Morgenroth und Bieling über die Abtötung von Tetanusbazillen war auch eine Wirkung von Vuzin gegen die experimentelle Tetanusinfektion zu erwarten. Sie ist bisher jedenfalls nicht erwiesen, durch Beobachtungen von Keysser sogar bestritten, denn er machte folgende Versuche:

Er behandelte 50 mg schwere Stückchen von „Münsterlinger" Erde eine Stunde mit Vuzin, brachte dann diese Stücke in eine Muskeltasche von Mäusen. Nur wenn die Vorbehandlung mit 1 %iger Vuzinlösung stattgefunden, wurde der Ausbruch des Tetanus verhindert, während eine $\frac{1}{2}$ %ige Lösung dazu nicht imstande war.

Den oben erwähnten Mangel des experimentellen Nachweises der Wirkung von Vuzin gegen Streptokokken im Tiere holte Morgenroth gemeinsam mit Frl. Abraham im Jahre 1920 nach.

Seit 1919 war es Morgenroth[3]) gelungen, ein ihm brauchbares Testobjekt für die antiseptische Invivowirkung in der weißen Maus zu finden, an der er mit Hilfe einer besonderen Technik imstande war, eine chronische Streptokokkensepsis von auffallender Uniformität zu erzeugen. Nachher hat er dann in Zusammenwirkung mit Frl. Abraham versucht, diese Experimente auch quantitativ zu gestalten. Da die Eiterungsprozesse hauptsächlich im Bindegewebsapparat stattfinden, haben sie zuerst die Infiltrationsantisepsis des Bindegewebes bearbeitet in ähnlicher Weise wie Morgenroth[6]) schon früher die subkutane Pneumokokkeninfektion bei Mäusen zu bekämpfen gesucht hat. Staphylokokken eignen sich nicht zu derartigen Versuchen; deshalb wurden ausschließlich die sog. avirulenten Streptokokken verwandt, mit denen man äußerst regelmäßig verlaufende chronisch progrediente Phlegmonen im subkutanen Bindegewebe der Maus erhalten kann, welche bald von einer chronischen Allgemeininfektion gefolgt werden. Die Infektion erfolgte durch Einspritzung unter die Bauchhaut von einer Menge der Kokkenkultur, die mit Sicherheit zur Entstehung einer Phlegmone genügte. Unmittelbar danach wurde die Infektionsstelle umspritzt mit den zu prüfenden Alkaloidlösungen in wechselnder Menge und Verdünnung. Meistens nach 24 Stunden wurden dann die Tiere getötet und vom freigelegten Subkutangewebe auf geeignete Nährböden abgeimpft. Hat die therapeutische Behandlung Erfolg gehabt, so erweisen sich diese als völlig steril, und das Bindegewebe an der Impfstelle selbst läßt auch nach 24 Stunden keine Infiltration erkennen; erst nach zwei bis drei Tagen treten an dieser Stelle nur kleine oberflächliche Hautnekrosen auf. Kurz nach der Vuzinimprägnierung ist das Bindegewebe grau verfärbt, und die Muskeln in der Nähe sind von einem grauen, matten Belage bedeckt.

Wirklich zeigte sich, wie erwartet, das Vuzin auch hier außerordentlich wirksam: 1 ccm der 1 : 2000 Lösung war noch meistens mit Sicherheit imstande, nach Impfung mit 0,1 ccm $^1/_{10}$ Streptokokkenkultur das Subkutangewebe innerhalb 24 Stunden völlig zu sterilisieren. (In den einzelnen Versuchsreihen schwanken die Zahlen zwischen 1 : 1000 und 1 : 4000.)

Morgenroth[10]) hat diese Versuche mit neuen Streptokokkenstämmen noch ergänzt und nach einem Angriff Keyssers veröffentlicht: „Unter 15 in 16 Versuchsreihen untersuchten Streptokokkenstämmen befanden sich nur zwei, bei denen zur völligen Sterilisation 1 : 2000 nötig war, einmal war dies nicht ausreichend. Bei den übrigen genügen Verdünnungen von 1 : 4000 bis 1 : 32000. Das Mittel ist 1 : 12000, ein geradezu glänzendes Ergebnis, das unsere günstigen Schlußfolgerungen aus dem Tierversuch für die Tiefenantisepsis beim Menschen rechtfertigt und bestätigt."

Man muß darum mit Morgenroth eins sein, wenn er sich mit Recht gegen die Behauptung Keyssers wendet, als habe er (Morgenroth) gefunden, daß Vuzinlösung „in Konzentration 1 : 10 000, selbst 1 : 2000 im Inkubationsstadium die Lebensfähigkeit der Streptokokken in keiner Weise beeinflußte".

Morgenroth und Abraham fanden, was die Geschwindigkeit der Sterilisierung betrifft, daß, wenn man zwei Stunden nach der Infektion und Infiltration abimpft (bei nur wenig stärkeren, z. B. 1 : 800 Vuzinlösungen), schon eine völlige Sterilisierung erreicht ist. Als Standardmethode wurde aber doch die 24-Stunden-Methode gewählt. Aus den bei dieser erhaltenen Zahlen zeigte sich, daß das Eukupin, das in vitro nur etwa die halbe Wirkungsstärke des Vuzins besitzt, in vivo fast ebenso stark wirkt. Geht aber die Alkaloideinspritzung der Infektion um etwa 24 Stunden voran, so ist nach nochmals 24 Stunden die Sterilisierung durch Vuzin auch noch vollkommen, durch Eukupin aber nicht mehr. (Nebenbei sei bemerkt, daß die Vuzinlösung also wahrscheinlich sehr lange an Ort und Stelle liegen bleibt, was schon aus der ersten Mitteilung von Morgenroth[6]) hervorgeht.) Vuzin zeigte sich im Tierversuch ebenso stark dem Dezylhydrokuprein überlegen wie in vitro. Chinin, Hydrochinin und Optochin, in derselben Weise bei der Streptokokkenphlegmone verwendet, zeigten kaum nennenswerte Desinfektionswirkung, sogar in für die Tiere tödlichen Dosen.

Wie die Tierversuche lehrten, wird die Wirksamkeit verdünnter Vuzinlösungen schon beim einfachen Aufbewahren während weniger Tagen bedeutend schwächer; in vitro kann die Wirkungsstärke dann aber doch unverändert sein; diese Tatsache ist bisher unerklärt geblieben.

Ein Nachteil der ganzen Methode ist, wie Morgenroth[10]) selbst angibt, die große Variabilität der Bakterienkultur.

Erinnern wir uns jetzt nochmals, nach Kenntnis des Materiales, der außerordentlich ungünstigen Kritik Keyssers. Sie war gegründet auf wenig befriedigende eigene klinische Resultate, auf ihm zweifelhaft erscheinende Ergebnisse Anderer und vor allem auf den negativen Ausgang der Sterilisierung von Eiter. Aber wir können uns seinem negativen Urteile nicht ohne weiteres anschließen. Zunächst kommt dem Mißlingen des Versuches in vitro nicht diese entscheidende Stellung zu, wenn es sich um die Beurteilung praktischer Ergebnisse handelt. Darum ist uns auch zweifelhaft, ob Bijlsma das Recht hat, aus dem hemmenden Einfluß von Serum auf Vuzin zu schließen: die Alkaloide werden kaum auf die Erreger der Septikämie in vivo wirken. Wir müssen gerade als Theoretiker bescheiden sein und zugeben, daß im Organismus wieder neue, die antiseptische Wirkung verstärkende Einflüsse auftreten können; einer Therapie kann nach dem Versuch in vitro „aller Boden entzogen sein" (Keysser), aber sie ist trotzdem — gut.

Wenn Keysser nun aber gerade dieses ebenfalls auf Grund des klinischen Materiales verneint, also unsere Frage I: „Hilft es?" ablehnt, so werfen seine eigenen und die aus Mitteilungen anderer zitierten Fälle die Statistiken von anderen, auch dem Vuzin nicht freundlich gesinnten Autoren (siehe oben Hauke) nicht um, und es geht nicht an, alle positiven Befunde von Chirurgen, die eben vor dieser Therapie doch nicht schlechtere Techniker waren als bei ihrer Benutzung, nur auf subjektiven Enthusiasmus von der neuen Behandlung zu setzen. Freilich darf auch das „non nocere" nicht außer acht gelassen werden. Jedoch können wir nicht finden, daß hier Keysser der Nachweis geglückt ist, daß die Gewebsschädigung in der Mehrzahl der Fälle irgendwie so bedeutend war, daß sie das günstige Ergebnis in Frage gestellt hätte.

Zusammenfassend glauben wir, daß man unparteiischerweise nur sagen kann: „non liquet" oder, wie Heffter sich voriges Jahr aussprach: „Die Therapie befindet sich noch im Versuchsstadium."

Eins allerdings ist in jüngster Zeit hinzugekommen, was uns sehr skeptisch machen muß, und das ist die ungelöste Frage: „Wie kommt es, daß wir zum Teil denselben Namen jetzt begegnen, die ein neues Präparat (Rivanol) mit der gleichen Begeisterung empfehlen, mit denen sie die Chinaalkaloide empfohlen haben, ohne — und das ist das Entscheidende und Eindruckmachende — eigentlich zu sagen, warum nun diese Chininabkömmlinge abgesetzt sind?"

Der Schluß liegt zu nahe, daß wohl doch im Laufe der Zeiten auch die eigene Beobachtung den ursprünglichen Enthusiasten Widersprüche zu diesen ihren ursprünglichen Erfahrungen gelehrt hat. Dieser Schluß muß uns aber dann nicht nur sehr zweifelnd am Wert der jetzt verlassenen Präparate machen, sondern auch unsere Kritik sehr schärfen gegenüber den neuen, solange nicht noch andere Kronzeugen dafür auftreten.

Bevor wir zu diesem neuen Präparate kommen, das der Akridinreihe angehört, müssen wir von dem schon länger bekannten Präparate aus dieser Reihe — dem Trypaflavin — ausführlich sprechen.

Zweiter Teil.

Die Akridinabkömmlinge.

A. Trypaflavin.

Hierüber mußten wir die Literatur ausführlicher und vielleicht auch vollständiger zusammenstellen als bei den vorher genannten Stoffen, weil gerade von diesem Präparate die Mitteilungen aus der englischen Literatur in Deutschland sehr wenig und die deutschen Mitteilungen in England fast gar nicht berücksichtigt worden sind.

Chemisch gehört das Trypaflavin zu viel einfacheren Körpern als die Chinaalkaloide, indem es sich um einfache Substituenten an dem Akridinkern handelt. Wie das Chinolin ein Naphthalin, also ein Zweierring ist, worin ein CH durch N ersetzt ist, so ist das Akridin ein Anthrazen, also ein Dreierring, worin statt einer CH-Gruppe ein N getreten ist.

Anthrazen.

Akridin.

Schon 1897 hatte Mannaberg im Anschluß an Tappeiners Versuche in vitro methylierte Phosphine als Malariamittel gebraucht (Phosphin ist ein Amido-Akridin, worin eine Amidophenylgruppe angelagert ist).

Ehrlich hat dann Stoffe aus der Akridinreihe gegen die Trypanosomen in der Maus benutzt und mit einem 3,6-Diamido-Akridin Erfolge gehabt.

3.-6.-Diamido-Akridin.

Kräftiger erwiesen sich die Präparate, worin der am Mittelring sitzende N fünfwertig wird, also eine Ammoniumbase bildet. Es entsteht so das von den Engländern auch unter dem Namen Proflavin benutzte Diamidoakridiniumchlorid und das schon vorher von Benda dargestellte 3,6-Diamido-10-Methylakridiniumchlorid, das neutrale Trypaflavin. Wenn auch an eine der substituierenden N-Gruppen, z. B. die an der Stelle 6 stehende, noch ein Molekül HCl angelagert wird, so erhalten wir das saure Trypaflavin, schlechthin in Deutschland Trypaflavin genannt, aber von den Engländern als Flavin oder auch Akriflavin bezeichnet; wir benutzen hier nur den Namen Trypaflavin.

Proflavin.

Saures Trypaflavin.

Die Akridinabkömmlinge sind Farbstoffe, die bisher genannten alle gelb, daher der Name Flavin.

I. Therapeutische Anwendung.

1. Lokal.

a) Offene Wunden.

Von den englischen Ärzten ist 1916/17 bei den Kriegsverletzungen sehr Günstiges berichtet worden.

Wir kennen nicht alle Berichte, nur müssen sie sicher ziemlich überschwänglich gewesen sein, da schon 1917 von dem „Medical Research Committee" in einer offiziellen Mitteilung an die Presse gewarnt wurde, zuviel von Trypaflavin zu erwarten. Es sei dies keineswegs ein Mittel von Zauberkraft, man solle auch nicht die Schätzung vergessen, die schon andere neue Mittel gerade in letzter Zeit erfahren haben. Vor allem — dies berührt natürlich nicht allein die Trypaflavinpräparate — müsse man überzeugt sein, daß auch das idealste antiseptische Mittel nur Nebensache gegenüber gründlichen und tüchtigen chirurgischen Maßnahmen darstelle.

Ob diese Behauptung nicht wieder zu weit geht, bevor man wirklich Versuche mit einem idealen Antiseptikum gemacht hat? (Siehe unten auch Finger S. 552.)

Ebenso wie diese offizielle Mitteilung, spricht sich auch eine Veröffentlichung, die durch den Namen Bashford als Mitarbeiter einen besonderen Wert erhält, gegen Trypaflavin aus. Mit Hartley und Morrison hat er 50 Fälle damit behandelt und kommt am Ende zu folgenden Ergebnissen:

1. Geringe Eiterbildung.
2. Langsames Einwachsen von Epithel.
3. Verzögerung aller Heilungsprozesse.
4. In der Wundoberfläche Lebenbleiben einiger Mikroben und
5. eine gewisse Verminderung in der örtlichen wie in der allgemeinen Widerstandsfähigkeit gegen Infektion. (Hiermit stimmen die Befunde Keyssers völlig überein.)

Aber auch nach dieser wohl etwas bremsend wirkenden Mitteilung erschienen Arbeiten mit recht guten Ergebnissen. So rühmten Pilcher und Hull die Einfachheit der Anwendung, was bei den Massenverwundungen natürlich von großem Vorteil ist. Die Wunde — und auch im Frieden könne natürlich das jeder Arzt ohne besondere chirurgische Vorbildung — wird mit Gaze, die mit 0,1 %igem Trypaflavin getränkt ist, tamponiert. Ihre Wunden — Pilcher und Hull haben 5000 Fälle beobachtet — reinigten sich schnell, während eine Allgemeinreaktion ausblieb. Die Temperatur sank rasch und über ein Drittel der Wunden erreichten den erwünschten Idealzustand, um durch Naht geschlossen zu werden. Eine Reizung der Haut, die von anderen behauptet wird, glauben sie auf eine vorhergehende Hypochloritbehandlung zurückführen zu können und vielleicht auch auf eine zu starke Trypaflavinkonzentration, wie sie durch Verdampfung der Lösung auf den nicht geschlossenen Verbänden entstehen kann. Doch sind diese Gründe kaum stichhaltig, da Tubby, Livingston und Mackie auch ein Ekzem an den Händen des behandelnden Personals gesehen haben[1]. Daß

---

[1] Es sei hier erwähnt, daß der Name „Akridin", der Muttersubstanz aller dieser Stoffe, wegen ihrer hautreizenden Wirkung von den Entdeckern Gräbe und Caro gewählt wurde. (Meyer-Jacobson, Lehrbuch der organ. Chem. II. 3. 1081. 1920.)

sich öfter auf den Wunden ein Belag bildet, habe nach Pilcher und Hull keine Bedeutung, er lasse sich durch NaCl-Lösung stets leicht entfernen.

Ziemlich günstige Erfahrungen teilte Bond mit, wenn er Trypaflavin in fester Form mit den Wunden (so besonders Amputationsstümpfe und granulierende Flächen) in Berührung brachte in der Form von Trypaflavinpaste in Verbindung mit Gelatine, oder mit Stärke vermischt (siehe auch Tubby, Livingston, Mackie). Für sehr schmerzhafte Wunden haben Berkeley und Bonney dann noch das viel weniger reizende ölsaure Proflavin in Form einer Paste empfohlen, während Stowell gute Erfolge von einer Trypaflavinemulsion sah.

Gegenüber diesen günstigen Berichten stehen Mitteilungen von Pearson, der nicht nur nichts Gutes, sondern Schlechtes von der Trypaflavinbehandlung gesehen hat, so daß er sie nach wiederholten, drei Jahre langen Versuchen ganz aufgegeben hat. Soweit er Gutes damit erreicht hatte, ließe sich bei sonst gleicher Methode mit steriler Gaze, mit Gaze, getränkt mit physiologischer NaCl-Lösung oder mit Borsäureverbänden dasselbe erreichen; oft aber war das Ergebnis schlechter mit Trypaflavin, wohl deswegen, weil sich der Fibrinbelag keineswegs, wie Pilcher und Hull angeben, so leicht entfernen ließ.

Einen Einwand Brownings, daß Pearson die mit Trypaflavin getränkte Gaze zü stark ausgerungen habe, während die anderen sie klatschnaß benutzt hätten, entkräftet Pearson in einer späteren Mitteilung: Er habe mit nasser wie mit ziemlich trockener Gaze die gleichen, sehr mäßigen Erfolge gehabt.

Auch Keysser konnte in Lexers Klinik an einem ziemlich großen klinischen Material nur die Minderwertigkeit des Trypaflavins anderen Desinfizientien gegenüber feststellen (siehe auch später).

Urteile, wie z. B. das von Ligat, der Günstiges über Trypaflavin zu berichten weiß, sind wohl nicht von großer Bedeutung, weil er vor der Behandlung die Wunden in erheblichem Umfange ausschneidet und mit 0,1%igem Trypaflavin in physiologischer NaCl-Lösung ausspült, bevor er sie mit Gaze bedeckt, die mit dieser Flüssigkeit getränkt ist. Wieviel tat also hierbei die Säuberung der Wunde? Auch daß er dann im Gegensatz zu den anderen eine frühzeitige Bildung von kräftigen Granulationen findet, ist schwer auf Rechnung des Trypaflavins zu setzen. Wichtig bleibt immerhin, daß er auch bei Einspritzung einer 0,1%igen Lösung in die Gewebe und Muskeln keinen Nachteil gesehen hat (siehe auch unter II).

Mehr Wert scheinen uns die Beurteilungen von Savery und Drummond und Mc Nee zu haben, die auch 1917 und 1918 bei guter Anwendung von Trypaflavin in großer Begeisterung hiervon sprechen. Sie untersuchten stets bei Schußwunden die Bakterienflora und waren schon dadurch zu einer genauen Beobachtung gezwungen. Ähnlich wie Pilcher und Hull betonen auch sie das Fehlen oder jedenfalls das nur geringe Vorhandensein von Allgemeinsymptomen bei frühzeitiger Anwendung von Trypaflavin und andererseits die oft geradezu wunderbar schnelle Weise, wie lokale und allgemeine Erscheinungen schwinden, wenn Trypaflavin auch noch später benutzt wird. Die ungünstigen Ergebnisse anderer Beobachter meinen sie auf deren schlechtere Technik schieben zu dürfen (siehe oben bei Vuzin S. 34)[1].

---

[1] Neuerdings haben C. Bennett, J. W. S. Blacklock und C. H. Browning (Brit. M. J. 1922. II. 306) ihre Erfahrungen an 1000 Fällen von offenen Wunden publi-

Im Gegensatz zu Pilcher und Hull, die sonst auch auf seiner Seite hinsichtlich der Beurteilung stehen, meint Savery nicht mit Tamponade oder Bedeckung mit Trypaflavingaze auskommen zu können, sondern nach seiner Meinung ist die Trypaflavinlösung mit einer Pravaz- oder zahnärztlichen Nadel in alle Wundecken einzuspritzen, auch die ganze Wunde mit der Lösung zu füllen und dann mit dem Verband fest zu schließen; endlich kommt es sehr auf die Dauer der Anwendung an. Wenn die Membran, der schon obengenannte Belag, erscheint, so muß man die Behandlungsweise verändern, z. B. die Dakinsche Lösung, Brilliantgrün od. dgl. benutzen und dann erst wieder später, z. B. alle drei Tage, Trypaflavin anwenden.

Auch Carslaw und Templeton fanden das Proflavin nur im Anfang der Behandlung brauchbar und gingen, sobald der fibrinöse Belag erschien (am 5. oder 6. Tage), zu anderen Mitteln (Eusol) über. Dieselbe Vorschrift findet sich auch schon bei Browning, Gulbransen und Thornton und Drummond und Mc Nee. Die Behandlung mit Umspritzung von Trypaflavin hat sich Savery auch außerordentlich bei gewöhnlichen Furunkeln bewährt. Freilich muß man manchmal an zwei und mehr Stellen mit einer ganz feinen Nadel einspritzen, um wirklich alles zu infiltrieren. Auch Lymphangitiden wurden nach Umspritzen des entzündeten Lymphgefäßes auffallend besser.

Die Unschädlichkeit — wie hier vorgreifend mag erwähnt werden — sieht man auch daran, daß Savery 0,1%ige Lösungen ungestraft in die Bauchhöhle einspritzen konnte bei Appendixabszeß, bei Magenperforation usw.

Auch im Jahre 1919 äußert sich Watson Turner sehr zufrieden über Trypaflavin bei sehr schweren Zersplitterungsbrüchen des Kiefers, wobei die septische Infektion in sehr engen Grenzen zu halten war.

Auf deutscher Seite sind wir hinsichtlich der Wundbehandlung mit Trypaflavin fast nur günstigen Urteilen begegnet. Ein ausführliches Eingehen wollen wir uns hier ersparen. In einer kleinen, zu Reklamezwecken zusammengestellten Broschüre der Erzeugerfirma des Präparates (Cassella in Frankfurt) sind die Mehrzahl der günstigen Urteile, und zwar in nicht aufdringlicher Weise zusammengetragen (siehe u. a. Flesch, Henrichsen, Münzel, Veit, Wolff). Verwandt wurde sowohl Trypaflavin als Spülung mit 0,1%iger Lösung, als Durchtränkungsmittel für Gaze, wie endlich als Puder und Pulver. Auf den grundsätzlichen Vorteil, den die Anwendung von Heilmitteln in der festen Form hat, wollen wir nicht weiter eingehen: u. a. besteht er im Anlegen eines Depots, von dem aus ein gewisser Spiegel an der wirksamen Substanz in Geweben und Blut erzielt werden kann.

Der einzige Autor, der mit Trypaflavin und Vuzin noch andere Wunddesinfizientien in ihrem therapeutischen Effekt am Menschen genauer verglichen hat, ist Keysser. Er verfügt über eine Reihe von 113 Fällen von chirurgischen Infektionen verschiedenster Art.

Zuerst wurde Bakteriengehalt und Verlauf aseptischer Operationswunden verglichen bei 4 Fällen, wo nur sterile Gaze, bei 11, wo nur Jodoformgaze, und bei 1, wo beide zur Tamponade verwendet waren. Die Heilung unter steriler Gaze erfolgte mindestens ebenso rasch wie unter Jodoformgaze, und unter letzterer waren in den Wunden ebenso-

ziert, z. T. nach histologischer Kontrolle. Sie verwenden die Lösung 1:1000 von Trypaflavin (und Proflavin) in Gaze klatschnaß, und verhindern die Verdunstung. Ohne Ausnahme keine Membranbildung, keine nennenswerte Blutungen, keine Verzögerurg der Heilung, kräftige Granulationen.

oft Bakterien nachweisbar. Bei **infizierten Wunden** und gespaltenen eitrigen Prozessen wurde eine Behandlung versucht mit **Trypaflavingaze** (20 Fälle). Der Keimgehalt der Wunden wurde in diesen Fällen vom Antiseptikum nicht beeinflußt: der im Anfang vorhandene Eitererreger konnte bis zur vollständigen Heilung nachgewiesen werden. Beim Jodoform wurden keine Gewebsschädigungen beobachtet; bei stark trypaflavinhaltiger Gaze dagegen war in 4 Fällen die Wunde mit dicken, speckigen, gelblichbraunen Belägen ausgekleidet, in 4 Fällen die Heilung durch Verhinderung der Granulationsbildung wesentlich verzögert und in 3 Fällen traten Rezidive auf; auch die übrigen Trypaflavinfälle zeigten in geringerem Grade dasselbe. (Zu bemerken ist aber, daß Keysser, im Gegensatz zu den englischen Autoren, die Gaze trocken benutzt hat [s. bes. Browning S. 517]).

Weiter wurden 32 Fälle, von denen 3 frische Verletzungen und 29 eitrige Wundprozesse waren, mit **Vuzin** 1 : 10 000 bzw. 1 : 2000 nach der **Klappschen** Technik behandelt; von diesen 29 Fällen wurden 19 Fälle durch die Vuzininjektion geheilt, in den 10 übrigen versagte das Mittel. Die Bakterien blieben bis zur Heilung im Wundsekret nachweisbar. Bei **Trypaflavininjektionen** (2—15 ccm der Lösung 1 : 1000) in die Gewebe war das Ergebnis eher schlechter als besser: von 9 behandelten Fällen (2 frische und 7 eiternde Wunden) wurde in 5 der gewünschte Erfolg erreicht, während das Trypaflavin in 4 Fällen versagte. Der ganze Verlauf des Eiterungsprozesses war jedoch, verglichen mit dem bei Vuzin, deutlich ungünstiger. Schließlich wurden noch 8 Fälle mit **frischem normalem Menschenserum** und 13 mit **hypertonischer Kochsalzlösung** behandelt, mit zum Teil verblüffend günstigem Erfolg.

Zusammenfassend kann man also wohl sagen, daß hier der Vergleich zu ungunsten des Trypaflavins ausfiel.

Diese Zusammenfassung von **Keysser** als eine endgültige anzusehen, können wir uns nicht entschließen. Denn wenn wir, was die günstigen Urteile anlangt, keines davon für beweisend halten können, weil u. a. die Vergleichszahlen mit anderen Methoden fehlen, so ist doch andererseits auch das **Keyssersche** Material nicht so groß, um alle positiven Ergebnisse aufzuheben.

Unter dem Gesichtspunkt „semper aliquid haeret", das meistens **nur im schlechten Sinne** gemeint ist, muß man wohl zugeben, daß die Anwendung von Trypaflavin in der Wundbehandlung von Nutzen sein kann und nicht widerraten werden darf, da fast einstimmig die Unschädlichkeit der Behandlung betont wird (siehe auch später).

<h3 style="text-align:center">b) Gelenke.</h3>

Im Gegensatz zu den Chinaalkaloiden ist Trypaflavin kaum zur Behandlung von tiefgelegenen und relativ abgeschlossenen Prozessen, wie Gelenk- und Brustfelleiterungen, benutzt worden.

Einen sehr günstig verlaufenden Fall eines vereiterten Knies beschreibt **Hilleyer.** Eine Knieeiterung, deren Ursache auch von der bakteriologischen Seite nicht aufzuklären war, wurde 30 Tage lang mit verschiedenen Mitteln, auch mehrfacher Punktion, behandelt; die Temperatur blieb stets hoch. Nachdem an eine Punktion eine Einspritzung von 30 ccm 0,1 %iger Trypaflavin angeschlossen war, sank die Temperatur und wurde normal; Schmerzhaftigkeit und Schwellung verschwanden; $2^{1}/_{2}$ Wochen später konnte mit passiven Bewegungen begonnen werden, wonach das Knie ganz ausheilte. **Bohland** empfahl die lokale Injektion in größeren Gelenkexsudaten beim akuten Gelenkrheumatismus.

<h3 style="text-align:center">c) Schleimhautinfektionen.</h3>

Sehr begeistert ist von englischer Seite über den Nutzen des Trypaflavins bei der **Chirurgie des Auges** gesprochen worden. **Lawson** hat meistens

eine 0,025%ige Lösung benutzt, da die 0,1%ige nach einigen Tagen reizt. Bei
Augenwunden nach Operation hat Trypaflavin ausgezeichnete Dienste getan,
insofern man überhaupt ein Antiseptikum anzuwenden hatte. Dies galt bei
Fremdkörperverletzungen, wobei er keinen Fall von Infektion mehr erlebt hat,
falls er vom Beginn der septischen Entzündung ab mit Trypaflavin behandelt
hat. Bei allen Operationen, wo genäht werden mußte, sah er die Nähte vollkommen hell bleiben, frei von Lymphe und reizlos.

Bei Perforation der Kornea mit Irisvorfall und bei einigen entzündlichen
Glaukomen sah er Gutes, wenn er eine stärkere Lösung (0,1%) anwandte;
auch den Verband nach Transplantation konnte man tagelang unangerührt
lassen, sofern man nur die Gaze von Zeit zu Zeit mit frischer Trypaflavinlösung befeuchtete. Lawson meint, daß die wirklich desinfizierende Kraft
viel geringer ist als die Fähigkeit, eine Eiterung zu verhindern oder zu be-
schränken, also Überwiegen der prophylaktischen über die therapeutische
Brauchbarkeit.

Von deutscher Seite ist uns nur die Verwendung von Trypaflavin bei Blennor-
rhoe des Auges bekannt geworden. In einer Dissertation aus der Frankfurter
Augenklinik berichtete Erna Fürstenau, daß sie mit Trypaflavin allein und
mit Trypaflavin-Silbernitrat bei auffallend schnellem Verschwinden der Sekretion die Conjunctivitis gonorrhoica geheilt hat. Allerdings kommen nach
alleiniger Trypaflavinbehandlung zuweilen nach einiger Zeit die Gonokokken
zurück, und erst die Kombination mit dem Silberpräparat führte zum Ziele.

Daß das Trypaflavin an sich aber von der Augenschleimhaut viel besser
vertragen wird als andere Antiseptika, zeigten Browning und Cohen am
Kaninchenauge; allerdings ergaben sich in Hinsicht auf die irritierende Wirkung
deutliche Unterschiede zwischen den verschiedenen Fabrikaten, obwohl ihre
antiseptische Kraft ziemlich gleichmäßig war.

In der obengenannten Zusammenstellung von Cassella werden auch noch
günstige Berichte von Solm und Henrichsen auch bei anderen infektiösen
Konjunktivitiden angeführt. —

Mehreren günstigen Beurteilungen über die Verwendung von Trypaflavin
zur Desinfektion kommt man in der oto- und stomatologischen Literatur
entgegen. Hauptsächlich sind es deutsche Mitteilungen, und wohl beeinflußt
von dem Genius loci, wo das Präparat erfunden und hergestellt ist, haben sich
gerade Kliniker von Frankfurt und seiner Umgebung damit beschäftigt. So
haben Voß und seine Schüler von der sehr nützlichen Verwendung nach Auf-
meißelung des Warzenfortsatzes und bei stark sezernierenden Wunden des
Gehörganges berichtet. Im Gegensatz zu Erfahrungen mit Vuzin, wo speckige
Beläge nach Verschluß einer Antrotomiewunde erwähnt werden, sollen nach
Trypaflavin die Granulationen frisch und rot ausgesehen haben, und die Wunde
schnell und reizlos verheilt sein. Auch sonst soll die Sekretion auffallend rasch
aufgehört haben. Uns scheint die Zahl der mitgeteilten Fälle recht klein.

Für Angina, Stomatitiden usw. wurde von mehreren Trypaflavin empfohlen.
Von Spieß in der Form der Panflavinpastillen (in einem Liter aufgelöst liefern
diese eine 0,1%ige Trypaflavinlösung in physiologischer Kochsalzlösung). Wir
hören von Empfehlungen bei der Plaut-Vincentschen Angina durch Rahnenführer und Feiler; dasselbe meint Marcus Maier (Stuttgart), der außerdem
bei Soor in 7 Fällen sehr Gutes gesehen hat; es wurde mit 0,5—1%iger Lösung

gepinselt oder ein Spray benutzt. Im letzten Jahre äußerte sich ebenfalls Meyer (Dresden) sehr günstig über Pinselung mit Trypaflavin und Eukupin, aber er fügt hinzu, daß man gerade bei der Beurteilung therapeutischer Methoden bei der Plaut-Vincentschen Angina besonders vorsichtig sein muß, denn ein Fall von einem tiefen Geschwür auf der einen Tonsille kam in acht Tagen ohne jede Behandlung, abgesehen von Gurgeln mit Wasserstoffsuperoxyd, zur restlosen Heilung, und Schwerin berichtet einige Wochen nach der Mitteilung von Meyer, daß Pinselungen mit offizineller Jodtinktur zwei Tage nacheinander und dann mit 10%iger Chromsäure einen zauberhaften Erfolg geben, wenn zugleich mit H_2O_2 gegurgelt wird. Er meint, man könne die unbequemere (?) Trypaflavin- und Eukupintherapie entbehren. Spieß gebrauchte bei Angina sogar $1\frac{1}{2}\%$ige Lösung und spritzte sie submukös um die Tonsillen ein. In seiner Mitteilung fehlt eine Angabe über die Zahl der Fälle, und sie ist mehr von theoretischer Bedeutung über die Wirkung des Trypaflavins im Speichel (siehe später).

Fervers legte bei der sog. Kriegsstomatitis während der Nacht Trypaflavingaze längs des Zahnfleisches und war hiermit außerordentlich zufrieden. Die zuletzt genannten Arbeiten stammen aus den letzten zwei Jahren, aber schon 1917 hat Wells bei der Alveolarpyorrhoe als ein gutes Mundwasser eine $0,05\%$ige Trypaflavinlösung in Mischung mit Desoxycholat und Chinin empfohlen, und zwei Jahre später hat Watson Turner ähnlich wie der eben zitierte Fervers Trypaflavin für die Stomatitiden mit großem Nutzen gebraucht; nur verwandte er keine Einlage von Gaze, sondern spritzte den Mund mit $0,1\%$iger Lösung aus.

Es scheint uns unmöglich, den wirklichen Nutzen der Trypaflavinbehandlung nach all den genannten Fällen zu beurteilen, da es sich um Krankheiten handelt, die allen möglichen Einflüssen leicht zugänglich sind. Aber auch hier ist jedenfalls wichtig, die Unschädlichkeit von Lösungen selbst bis zu $1\frac{1}{2}\%$ — allerdings bei submuköser, nicht aber subkutaner Anwendung — hervorzuheben.

<h3 style="text-align:center">d) Hautinfektionen.</h3>

Noch kurz wollen wir auf die sehr warm empfohlene Trypaflavintherapie von Hauterkrankungen hinweisen. Bei einer der scheußlichsten Krankheiten, dem Pemphigus, gelang es Arning in der Hamburger Klinik, mit Pinselungen von der Stirn bis zu den Zehen mit einer 1%igen Trypaflavintinktur die Pemphigusblasen steril zu erhalten und damit das Platzen mit Sekundärinfektion zu verhindern. Durch Vermeidung des gräßlichen Geruches, der Isolierräume nötig macht oder das allein rettende permanente Wasserbad erfordert, ist es Arning seit 1918 geglückt, die Pemphiguspatienten neben den anderen ruhig auf den allgemeinen Sälen liegen zu lassen. Es kommt manchmal erst nach einigen Wochen zu einer Überwindung des Anfalles. Man muß aber bemerken, daß diese Empfehlung bei der doch immer relativ seltenen Krankheit, deren Verlauf außerdem stark wechselt, nur beschränkten Wert hat. Eine Schädigung der Nieren hat Arning nie beobachtet (Zahl der Fälle unbekannt).

Desgleichen schreibt Unna in der obengenannten Cassellaschen Broschüre sehr zufrieden über Trypaflavin, das er als eines der besten kokkentötenden Mittel ansieht und dessen Anwendung er vor allem bei Impetigo für sehr vorteilhaft hält. Ähnliches hat schon vorher Werner berichtet bei allerlei Pyodermien. Nach Betupfen mit 0,1—1%iger alkoholischer oder wässeriger Lösung bedecke sich die eiternde oder nässende Wunde mit einer intensiv gold-gelb gefärbten Schicht, unter der die Heilung auffallend rasch erfolgt. Außer der Hamburger Schule haben auch andere Ärzte Gutes bei der Behandlung von Hautkrankheiten mitgeteilt, so bei der Bartflechte und Trichophytie, bei Herpes tonsurans, bei Wunddiphtherie (Franz).

e) Genitalerkrankungen.

Daß Trypaflavin auch als Antigonorrhoikum empfohlen wurde, sei erwähnt. Zur lokalen Verwendung bei Gonorrhoe eignet sich nach den anfäng-lichen Mitteilungen eine wässerige 1%ige Trypaflavinlösung nicht wegen der außerordentlichen Schmerzhaftigkeit; außerdem sind die Resultate unbefriedi-gend. Besser ist jedoch eine gleich starke Lösung, wenn man 2% Alkali zusetzt; dann verschwinden in der Hälfte der Fälle Eiter und Gonokokken innerhalb 14 Tagen (Armstrong). Watson war, wie Browning und Cohen mitteilen, bei der Behandlung von 8000 Fällen überzeugt von einer günstigen Wirkung, und auch Davis und Harrell empfehlen es stark: die Wirkung ist aber sehr wechselnd und fehlt bisweilen ganz. Auf die Empfehlung bei weiblicher Gonorrhoe kommen wir noch zurück.

Nützliches berichtet man auch von der lokalen Anwendung mittels Spülung bei Uteruskarzinom, mittels Trypaflavingaze und Trypaflavinstreupulverbe-handlung und mittels Salbe bei zerfallendem Mammakarzinom. Lewin meint hierbei sehr Gutes hinsichtlich der Desinfektion, Desodorierung und der Ein-schränkung der Sekretion und des Zerfalles gesehen zu haben. Hüssy hat, wie wir hierbei erwähnen wollen, Mäusekarzinome mit Trypaflavin sogar ganz zum Verschwinden bringen können (was für ein Karzinom und wieviel Fälle?).

2. Innere Anwendung.

a) Bei Sepsis.

Uns bleibt jetzt noch die Anwendungsweise zu besprechen, wobei man am meisten von einer wirklichen inneren Desinfektion sprechen kann, der intra-venösen Einspritzung. Wie steht es hier mit dem Nutzen?

Auch hier finden wir eine ziemliche Anzahl von Autoren, die ihn zweifels-frei bejahen, und nur einzelne, die ihn bestreiten.

Voran steht natürlich die Behandlung wirklicher Sepsis. Hierüber ließen sich aber nur wenige Angaben finden, wenigstens was den Menschen betrifft (über die experimentelle Septikämie bei Kaninchen, wo Tubby und Mitarbeiter nichts Günstiges feststellen konnten, siehe später).

Willisch berichtet, bei 20 Fällen von puerperaler Infektion 0,5% Trypa-flavin intravenös gegeben zu haben. In drei Fällen trat Exitus ein, unter den anderen genesenden befanden sich aber solche, die nach den sonstigen Erfah-rungen als sehr ungünstig anzusehen waren, so daß der gute Ausgang als Erfolg der Trypaflavinbehandlung anzusehen sei. Da man in einem der tödlich ausgegangenen Fälle sowohl Nierenschädigung wie eine akute Leberatrophie fand, möchte Willisch nicht die völlige Unschädlichkeit von Trypaflavin u. a. für die Nieren behaupten (siehe dazu oben Arning und weiter unten Haupt). „Freilich", sagt Willisch selbst, „ist bei schwerer Sepsis nicht zu sagen, wieweit die Schädigung der inneren Organe von der eigentlichen Krankheit herrührt". Bohland behauptet, auch Gutes bei Sepsis gesehen zu haben.

b) Bei Gonorrhoe.

Den Gonokokken vom Blutwege beizukommen, ist in der Bonner Frauenklinik von Haupt versucht worden. Nach Ausprobieren, erst mit kleiner Konzentration nach längeren Zwischenpausen, hat Haupt zuletzt 3—6mal im Laufe von zwei aufeinanderfolgenden Tagen 2%ige Lösung injiziert, jedesmal etwa 0,3—0,4 g, im ganzen durchschnittlich zwischen 1,6—2,2 g. Zusammen hat er 20 Fälle auf diese Weise behandelt. Darunter waren 18 Urethralerkrankungen, wobei er in vier Fällen Mißerfolge hatte, d. h. Freiheit von Gonokokken trat nicht innerhalb vier Wochen ein, und unter 18 Zervixerkrankungen hatte er 7 Mißerfolge. Gleichzeitig fand in einzelnen Fällen lokale Behandlung statt, ohne das Ergebnis zu ändern. Uns scheint bei der geringen Zahl und dem komplizierten Vorgehen nicht zulässig, überhaupt irgendeinen Schluß zu ziehen; auch nicht unter allem Vorbehalt, wie es Verfasser tut. Er behauptet nämlich, im Verhältnis zu den sonstigen Heilerfolgen mit Silberverbindungen ein um 10% besseres Ergebnis bei seiner intravenösen Trypaflavinanwendung erhalten zu haben und ferner eine um etwa ein Drittel kürzere Zeit zur Heilung zu gebrauchen. Was bedeutet aber eine solche Berechnung bei im ganzen 20 Fällen und diesem schwankenden Ergebnis!

Wichtiger scheint uns seine Feststellung, daß unter den 100 Injektionen nur einmal leichter Schüttelfrost eintrat, zweimal Erbrechen und sonst nur fünf ganz unbedeutende Klagen. Niemals Auftreten von Fieber oder von Schädigung seitens der Nieren.

In neuester Zeit haben Hoffmann und Meilsberg sich ungünstig, Schönfeld und Whitehouse günstig für diese Trypaflavintherapie ausgesprochen. Über Versuche von Baer und Klein über intravenöse Anwendung von Trypaflavin, die seinerzeit angekündigt wurden, ist uns nichts mehr bekannt geworden[1]).

c) Bei Grippe.

Wie viele andere Mittel wurde Trypaflavin auch bei der Grippe, und zwar intravenös, empfohlen. Die Gabe per os verbot sich nach Bohland, weil Trypaflavin auch in Geloduratkapseln leicht Erbrechen hervorruft. Nach Einspritzung von 100 mg in einer 0,5%igen Lösung sah er Temperatur und Puls am folgenden Tage deutlich sinken und die Patienten auffallend schnell genesen. Es handelt sich um unkomplizierte Fälle, nur mit starken Störungen des Allgemeinbefindens, also Fälle, die man als schwer bezeichnet. Desgleichen sah Bohland bei 11 Influenzapneumonien nur Gutes. In 10 Fällen trat ein rascher, aber nicht kritischer Temperaturabfall ein, nur in einem Falle blieb dieser aus. Alle 11 Fälle genasen, dies in einer Periode, wo die Sterblichkeit sonst sehr hoch war.

Crohn beschreibt ebenfalls 5 Fälle von Grippepneumonie, die alle günstig auf Trypaflavin reagierten, wobei auch subjektiv von allen Patienten versichert wurde, daß die Injektion zunächst äußerst wohltuend wirke. Nach der

---

[1]) Neuerdings teilte Pincsohn (Klin. Wochenschr. 1922. 1434) mit, mit intravenöser Trypaflavinbehandlung bei weiblicher Gonorrhöe unter 24 Fällen nur 2 sichere Heilungen erreicht zu haben.

Entfieberung trat eine große Mattigkeit auf, die fast an Schlafsucht grenzte. Indessen dauerte die Rekonvaleszenz nicht länger als bei Pneumonien überhaupt. Auch Kraus erhielt einen günstigen Eindruck von der intravenösen Verwendung des verwandten Argoflavins bei Grippepneumonie.

Crohn macht darauf aufmerksam, daß man, ebenso wie bei Salvarsaninjektion, sorgfältig (gegen etwaige Entstehung schmerzhafter Infiltrate) darauf achten muß, daß nichts neben die Vene kommt. Dem Urteil von Crohn ist wohl ein gewisser Wert beizulegen, weil er ein Vorkämpfer für die Behandlung der Grippe mit Serum, speziell Diphtherieserum, ist, aber in schweren Fällen doch nicht damit auszukommen dachte, und so seine eigene Methode durch Trypaflavinbehandlung ersetzte.

c') Anwendung verwandter Stoffe.

Eine Empfehlung der Akridinfarbstoffe, allerdings des Flavizids, bei Diphtherie ist vor kurzem von Langer erschienen. Ebenfalls hat Leschke Trypaflavin in Verbindung mit Silber, das Argoflavin, bei septischen Erkrankungen, so bei Endokarditis lenta, bei Grippe empfohlen, und er meinte einen Fortschritt in diesen Präparaten gegenüber den kolloidalen Silberpräparaten konstatieren zu können. Eine objektive Begründung des Urteils scheint uns nicht vorzuliegen.

d) Bei Pyelozystitis.

Da Bohland nicht nur in den oben zitierten Grippefällen allgemein klinisch Günstiges von der Trypaflavinbehandlung sah, sondern in einem Falle von Pyelonephritis mit Zystitis durch Kolibakterien die Besserung gleichsam unter dem Mikroskop verfolgen konnte (Schwinden der Zylinder, Abnahme der Kolibakterien, desgleichen auch Haupt in 8 Fällen), da er ferner auch in einem Falle von Gelenkrheumatismus einen Erfolg feststellte, empfiehlt er es im allgemeinen „für alle Bakterienkrankheiten, bei denen die Erreger im Blut gefunden werden, aber auch für solche Krankheiten, wo die Erreger im Blut vermutet werden können."

e) Bei Protozoenerkrankungen.

Bei Protozoenerkrankungen hat sich Trypaflavin nach Bohlands Meinung nicht bewährt, insofern es gegen Malaria und Schlafkrankheit erfolglos gewesen sein soll (siehe z. B. Kalberlah und Schloßberger).

f) Bei Meningitis.

Sehr begeistert ist Spieß von der Anwendung des Trypaflavins bei Meningitis. Einen Fall mit absolut infauster Prognose (im Anschluß an eine Operation eines Hypophysentumors) sah Spieß durchkommen nach Ausspülung und Drainage aller Ausgangsstellen mit Trypaflavinlösung bzw. Gaze und gleichzeitiger intravenöser wiederholter Einspritzung von Trypaflavin und Argoflavin während 10 Tage.

Die Genesung ist nach seiner Meinung unzweifelhaft auf die Trypaflavinbehandlung zu schieben. Wegen der experimentellen Grundlage dieser Therapie, ob überhaupt ein Übertritt von Trypaflavin von der Blutbahn in die Meningen statthat, siehe später Lenz und auch Fleischmann, der feststellte, daß bei bestehender Meningitis beim Menschen zwar Trypaflavin aus dem Blute in den Liquor übergeht, aber die klinischen Resultate nicht erwähnt.

3. Beurteilung des Heilwertes.

Getreu unserem Programm wollen wir hier noch einmal erst die Frage im Zusammenhang beantworten: „Hilft Trypaflavin oder hilft es nicht?" unabhängig von allen theoretischen Erwägungen.

Übersehen wir das Material, so können wir unmöglich eine eindeutige Antwort geben. Unvoreingenommen wird man sagen müssen: Nirgends ist bisher der Nutzen exakt nachgewiesen. Wo ein solcher behauptet ist, ist die Zahl der Fälle klein, und die Frage auch nicht systematisch genug geprüft. Ohne nochmals in eine Kritik der einzelnen Behauptungen einzutreten, sei z. B. auf die Angabe von Willisch hinsichtlich des Nutzens bei der Puerperalsepsis hingewiesen. Gerade hierbei haben wir es mit einer Krankheit zu tun, bei der die Stellung einer Prognose auch wohl für die Erfahrenen unmöglich ist. Was kann dann eine 20fache Anwendung eines Präparates lehren?

Ist aber der Nutzen auch bisher nicht nachgewiesen, so wäre es unserer Meinung nach falsch, ihn schlechtweg zu leugnen. Da wir nun ferner wiederholt darauf hingewiesen haben, worauf wir auch nochmals sogleich im Zusammenhang zurückkommen, daß ein Schaden durch das Präparat so gut wie nie angerichtet ist, es aber in einem Teil von sehr schweren Krankheiten, wo uns jede, auch die geringste Hilfe von Wert sein muß, vielleicht mit Nutzen angewandt werde, so sind wir verpflichtet, die Fortsetzung von Versuchen zu empfehlen und uns um die Grundlage der Therapie zu kümmern.

II. Giftigkeit.

a) Quoad vitam.

Wie groß ist die Giftigkeit von Trypaflavin? Ohne Schaden sind 0,1, später $0,5\%$ige Lösungen intravenös injiziert worden und bis zu Mengen von 40 ccm, also 0,2 g auf einmal (siehe Bohland). Leschke geht bis zu 80 und 100 ccm täglich, also bis 0,4—0,5 g. Bei der Empfehlung von Spieß, 40 ccm von einer 2%igen Lösung $= 0,8$ g innerhalb 24 Stunden zu geben, ist uns nicht klar geworden, auf ein wie großes Material er sich hierbei stützt. Tödliche Vergiftungen mit Trypaflavin sind nicht bekannt. Auch nichts Sicheres über Schädigung lebenswichtiger Organe.

Von Nebenwirkungen sind genannt: Vereinzelt auftretende Fälle von Erbrechen, Temperatursteigerung, Kollaps, Kopfschmerz usw., die aber, soweit uns bekannt, niemals ernstere Folgen gehabt haben (Bohland, Haupt); auch Sonnenlichterytheme (siehe unten) sind beobachtet.

Der englische Pharmakologe Dixon gibt an, daß bei zu großer Flavinresorption Vergiftung mit Ödemen auftreten kann. Bohland, Haupt, Arning haben niemals eine Nierenschädigung beobachtet; Willisch bezweifelt aber, ob es so unschädlich ist. Savery hat bereits 1918 die Unschädlichkeit von $0,1\%$iger Lösung in der Bauchhöhle betont. Auch Browning, Gulbransen und Thornton geben an, daß das Peritoneum eine $0,1\%$ige Lösung gut verträgt. Proflavin scheint noch weniger reizend zu sein. Wenigstens wird bei Mäusen nach diesen Autoren selbst in konzentrierten Lösungen wenig Schädliches gesehen, wo Trypaflavin schon stark reizt. Damit stimmt überein, daß auch die allgemeine Giftigkeit mit subkutaner Injektion bei Mäusen bestimmt für Proflavin gering ist. Genauere Bestimmungen über die Giftigkeit am Tier stammen von Tubby, Ferguson, Mackie und Hirst. Sie konnten 0,01 g

Trypaflavin oder 0,02 g Proflavin unbedenklich erwachsenen Kaninchen und
Katzen intravenös injizieren. Eine Hauptrolle spielt die Geschwindigkeit der
Injektion, da bei größerer Schnelligkeit Agglutination von Blutkörperchen
(siehe unten) eintreten kann. Kaninchen vertragen keine mehrmalige Injektion subletaler Dosen. Lenz fand als hauptsächlichste Wirkung bei großen
Dosen (40—50 mg pro Kilogramm) die Lähmung des Atemzentrums, später
auch des Herzens und der peripheren Vasomotoren; auch die Körpertemperatur
wird herabgesetzt. Browning und Cohen fanden als höchste Dosis tolerata
bei Mäusen von 20 g 0,003 g Proflavin oder 0,0006 g Trypaflavin; Kaninchen
erhielten ohne Schaden 50—70 mg Proflavin pro Kilogramm intravenös. Bei
einem narkotisierten Affen schien Injektion von 2,5 mg pro Minute pro Kilogramm das Herz wohl einigermaßen zu gefährden.

An dieser Stelle mögen auch Versuchsergebnisse angeführt werden, welche
uns, obwohl noch nicht publiziert, in freundlichster Weise von Herrn Prof.
Ellinger in Frankfurt a. M. zur Verfügung gestellt wurden. Kaninchen von
1,25—1,5 kg vertrugen Dosen von 50 oder 100 mg Trypaflavin per os, täglich
5 Wochen lang, ohne nachweisbare Schädigung, nahmen sogar bisweilen an
Gewicht zu. Der Harn zeigte niemals Eiweiß; die gesund getöteten Tiere zeigten
nur eine starke Hyperämie der Bauchorgane, namentlich des Darmes, der bei
größeren Gaben auch mäßig geschwollen war; niemals wurden Durchfälle oder
blutiger Kot beobachtet. Bei einem Tiere von 1080 g verursachten 500 mg
per os, einmal gegeben, nur starke Verminderung der Freßlust: am vierten Tage
wurde das Tier getötet und seziert, wobei alles sich normal zeigte, nur der Darm
war gelb gefärbt. Eine einmalige Gabe von 1 g per os tötete ein Tier von 1140 g
in 48 Stunden ohne charakteristische Symptome: Reflexe schwach, Atmung
langsam und oberflächlich; vor dem Tode fiel die Mastdarmtemperatur auf
28°; kein Eiweiß im Harn. Sektion: Nur starke Blutüberfüllung im Bauche,
besonders in Darm und Nieren. Der Tod erfolgte also nach Ellinger wohl
durch allmähliche Lähmung des Atem- und Gefäßnervenzentrums, vielleicht
auch der Zentren für die Wärmeregulierung. Der langsame Eintritt des Todes
im Vergleich zu dem sofortigen Atemstillstand nach Einspritzung des zehnten
Teils in eine Vene spricht für die langsame und unvollständige Resorption vom
Darm aus. Intravenös tötet 80 mg pro Kilo Kaninchen in etwa 1 Minute
durch Atemstillstand unter Erstickungskrämpfen; 30 mg pro Kilo einmalig
verursacht nur vorübergehende Albuminurie und Mattheit; auch 16—30 mg
pro Kilo können schon dieselben Symptome verursachen, nämlich bei Hafer-
fütterung; bei Fütterung von frischen Pflanzenteilen waren die Symptome
weniger ausgesprochen. Wiederholung solcher kleinen Gaben führt schließlich
unter stärkster Abmagerung und Entkräftung zum Tode. Einmalige Injektion
von 35 mg verlangsamte die Atmung etwas und schwächte sie ab, während
sich der Blutdruck kaum veränderte; Wiederholung nach 20 Minuten hatte den
gleichen Erfolg; als 3 Minuten später noch 60 mg pro Kilo eingespritzt wurde,
trat Atemstillstand und starke Blutdrucksenkung durch zentrale Vasomotoren-
lähmung ein. Das Herz aber arbeitete noch ruhig weiter bei künstlicher Atmung.
Auch hier wieder Blutüberfüllung der Bauchorgane.

Die Resultate bei Verabreichung per os an Hunden stimmten im wesentlichen mit denen bei Kaninchen überein. Ein Tier von 17 Kilo, daß 7 Wochen
lang täglich 100 mg in Gelatinekapseln erhielt, magerte während dieser Zeit

ab; dreimal trat Erbrechen auf; keine Albuminurie; Kot schließlich dünnbreiig. Dann wurde das Tier getötet. Sektion: Dünndarm stellenweise etwas hyperämisch und geschwollen; Nieren etwas hyperämisch. Nur Darm und Leber stark gefärbt. Bei einem zweiten Tiere dieselben Befunde. Ein drittes Tier erhielt täglich 50 mg in Pillen ohne jede Störung während 9 Wochen. Ein vierter Hund vertrug 15 mg täglich (in Pillen) während 5 Wochen gut; Erhöhung der Dosis auf 100 mg in Kapseln während 14 Tagen rief aber wieder die bekannten Symptome hervor.

Beim Frosch fand Ellinger nach Einspritzung von 5 mg in den Rückenlymphsack bei einem Tiere von 30 g, daß die willkürlichen Bewegungen bald schwinden, und nach einiger Zeit Rückenlage vertragen wird, obwohl die Reflexe erhalten bleiben; schließlich aber verschwinden auch diese, der Herzschlag verlangsamt sich und nach 5—6 Stunden tritt Tod durch Herzstillstand ein. Eine Dosis von 0,125 mg pro Gramm Frosch tötet in 24 Stunden. Auch hier spricht der langsame Eintritt des Todes für langsame Resorption vom Lymphsack aus. Curare-artige Wirkung fehlt, trotz der quaternären Basennatur des Trypaflavins (siehe auch Lenz).

b) Schädigung der Gewebe.

α) Beim Menschen.

Was nun im besonderen die Schädlichkeit auf die Gewebe, und zwar auf Haut, Muskel usw. betrifft, so haben wir bereits darauf hingewiesen, daß subkutane Einspritzungen zu starker Lösungen sehr schmerzhaft sind, und, wie schon erwähnt, zu Infiltraten, auch zu Nekrosen führen (siehe u. a. Crohn, S. 58). Zunächst wurde in der englischen Literatur, z. B. von Ligat, angegeben, daß Einspritzungen in die Gewebe bzw. in die Muskeln in 0,1%iger Lösung ohne Nachteil vertragen werden. Durch Spülungen mit Trypaflavin, Trypaflavingaze, -salbe usw. scheint die Haut sehr wenig gereizt zu werden. Wir erwähnten schon die Angabe von Pilcher und Hull (und Savery äußert sich im gleichen Sinne), daß sie auch bei Behandlung von 5000 Wunden niemals eine Schädigung der Haut gesehen hatten. Hiermit stehen die Behauptungen von Tubby, Livingston und Mackie nicht im Einklang (siehe oben). Bei Schleimhäuten sah Maier niemals Schaden und submuköse (nicht subkutane) Injektionen mit 1,5%iger Lösung wurden oben (S. 57) als reizlos erwähnt.

Über die Frage der Granulationsanregung bzw. -hinderung haben wir schon oben gesprochen, und es wird auch noch weiter unten davon die Rede sein.

Die einzige genaue Untersuchung stammt hier von Carslaw und Templeton. Sie haben Schußwunden bei Proflavinbehandlung histologisch kontrolliert und den Heilungsprozeß regelmäßig verfolgt. Sie sahen, daß von Anfang an das Epithel aktiv wuchs und dies andauernd tat; nach zwei Tagen erschien ein dichtes Fibrinnetz, das fest zusammenhing mit dem unterliegenden Gewebe und sich immer (bisweilen unvollkommen) nach Weigert färbte. Im Netze lagen viele gesunde Leukozyten, welche bisweilen Phagozytose zeigten. Anfangs bestand nur wenig Granulationsgewebe, später mehr. Nirgends war eine Spur von Nekrose zu sehen und auch Entzündungserscheinungen fehlten: keine überfüllten Blutgefäße, kein Ödem, keine Leukozyteninfiltration.

Dies zeigte also, daß die Meinung verschiedener Autoren, die Wundmembran solle zum Teil aus fibrinösem Exsudat, zum Teil aber aus einer oberflächlichen

Koagulationsnekrose bestehen (Pearson) nicht richtig ist. Man braucht auch gar nicht so starke Lösungen zu verwenden, daß eine Nekrose entsteht; nach Browning, Gulbransen und Thornton ist es richtig, eine Lösung zu wählen, welche ohne die Bakterien zu töten, ihr Wachstum hemmt, und dabei die Gewebe intakt läßt; jedenfalls ist dies besser, als eine für die Mikroben zwar letale. aber auch die Gewebe schwer schädigende Konzentration zu verwenden (siehe auch S. 88).

β) Am Tier.

Im Anschluß an diese Erfahrungen am Menschen mögen auch hier, wo wir — im Gegensatz zu Eukupin und Vuzin — hinsichtlich des Einflusses auf die Gewebe beim Tier über gute experimentelle Beobachtungen verfügen, diese wiedergegeben werden.

Ritter (in der Züricher Klinik von Clairmont) spritzte Trypaflavin unter die Haut von Meerschweinchen und verfolgte genau die Veränderungen der Haut, auch nach Verwundungen; er kam zu folgenden Ergebnissen:

„Die histologische Untersuchung mit Trypaflavin behandelter Gewebe ergibt Bilder, die übereinstimmen mit den von den meisten Autoren erhobenen klinischen und makroskopischen Befunden. Für die ungünstigen Resultate, die Keysser (s. u.) erzielte, vermögen sie keine Erklärung zu geben.

Das Trypaflavin wirkt in $1^0/_{00}$iger Lösung vor allem anregend auf das Wundgewebe. Es werden in erster Linie die Binde- und Muskelgewebselemente stimuliert, so daß rasche Reinigung der Wunde erfolgt und frisch rote Granulationen auftreten. Außerdem werden Hyperlymphie und Hyperämie erzeugt und gegenüber der Norm beträchtlich gesteigert. Demgegenüber besteht ein ganz geringer Einfluß auf die Rundzellen, die kaum nennenswerte Vermehrung erfahren, wenigstens im Vergleich mit der z. B. durch Dakin-Lösung hervorgerufenen Leukozytose. Ebenso ist die durch Trypaflavin verursachte Nekrose relativ gering.

Das Trypaflavin regt also in hohem Grade das Wundzellleben an und beschleunigt den Wundheilungsprozeß. Charakteristisch ist die stark positive Wirkung auf das Bindegewebe und der eher negative Einfluß auf die kleinen Rundzellen in der offenen Wunde. Subkutan injiziert werden $1^0/_{00}$ige Lösungen gut vertragen und erzeugen in ihrem Ausbreitungsrayon, dem bei offener Wunde erhobenen Befund entsprechend, gesteigerte Reaktionen; $5^0/_{00}$ig dagegen verursachen subkutane und intramuskuläre Trypaflavininjektionen starke Nekrosen und harte Infiltrate" (s. auch Lenz).

Praktisch glaubt darum Ritter folgendes Schema für das Gebiet und Art der Anwendung aufstellen zu können:

„Frische äußere Verletzungen: Lokal direkt und lokal umspritzt mit $1^0/_{00}$igem Trypaflavin. Leichte bis mittelschwere Infektionen: gleiche Behandlung; eventuell schon mit intravenöser Injektion von $5^0/_{00}$igem Trypaflavin. Schwere Infektionen: Dakinlösung lokal direkt, Umspritzung, wenn möglich mit Trypaflavin $1^0/_{00}$ig, intravenös $5^0/_{00}$ig.

Zur Anwendung auf Blasen-, Mund- und Urethra-Schleimhaut sowie auf die Konjunktiva dient $1-4^0/_{00}$ige Lösung (Spülung, Pinselung, Einträufeln). Für intravenöse Einverleibung kommen $5^0/_{00}$ige Lösungen von Trypaflavin in Mengen von 40—100 ccm in Betracht oder Argoflavin 0,2—0,3 g; nach neuesten Publikationen sogar bis zu 40 ccm $2^0/_0$iger Lösung, d. h. 0,8 g pro die. Das Trypaflavin ist also, wie kaum ein zweites Präparat, zur gegenwärtig sichersten und vollendetsten Form der Wundbehandlung in Kombinationsbehandlung geeignet."

Gegenüber der exakten Arbeit von Ritter und den darauf gegründeten Regeln stehen Behauptungen von Keysser, daß Trypaflavin die Gewebe stark schädigt. Zum Teil stützt er diese Behauptung auf klinische Erfahrungen, ferner auf experimentelle Befunde anderer und vor allem auf den Nachweis mit einer „einfachen bioskopischen Reagenzglasmethode zur Feststellung der Gewebsschädigung durch Chemikalien mit einem Verfahren zur quantitativen Wertbestimmung der Wunddesinfektionsmittel, insbesondere des Trypaflavins".

Über die klinischen Erfahrungen haben wir gesprochen, Keysser zitiert hierbei nur Ungünstiges. Was die experimentellen Erfahrungen anderer betrifft, so beurteilt er sie höchst subjektiv, um nicht zu sagen vollkommen verkehrt. Wenn Keysser z. B. angibt, daß Feiler in 1%iger Lösung Gewebsschädigung und Nekrosen bei Behandlung von Wunden an Meerschweinchen gefunden hat, so ist, wie Feiler mit Recht anführt, das Gegenteil richtig. Feiler schrieb: „Die Wundbehandlung ging vor sich wie bei einer aseptischen Wunde", oder „die Wunden bleiben reizlos ohne Infiltrat" oder „die Umgebung der Naht war (im Gegensatz zum Kontrolltier) bei allen Trypaflavintieren vollständig reizlos".

Nekrosen fand Feiler auch, aber gerade nicht durch die Trypaflavinbehandlung — sondern trotz ihrer, nämlich nur dann, wenn sie nicht, wie bei den prophylaktischen Versuchen, sofort bei der Infektion, sondern erst 24 Stunden später eingeleitet wurde. Die Nekrose trat durch die Infektion mit mehrfach tödlichen Dosen von Diphtheriebazillen auf. Es ist doch kaum einem Heilmittel ein Vorwurf zu machen aus der Tatsache, daß es die Patienten rettet und dadurch dem Infektionserreger die Möglichkeit gibt, lokale Schädigungen zu machen.

Was nun aber Keyssers eigene quantitative Methode betrifft, so ist sie nur scheinbar eine exakte. Im Grunde lehren diese Versuche sehr wenig.

Es handelt sich hierbei um folgendes: Keysser hatte gefunden, daß lebende Gewebe aus einer sterilen wasserklaren Lösung von Kalium tellurosum schwarzes Tellur ausfällen, während totes Gewebe sich nicht färbt. Ließ er nun verschiedene Antiseptika auf lebendes Gewebe einwirken und brachte sie dann mit dem Reagens in Berührung, dann meinte er aus dem verschiedenen Grade der Schwärzung schließen zu können, wie stark das Gewebe vom Antiseptikum geschädigt worden war.

Die Grundlagen der Methode bedürfen aber noch eingehender Nachprüfung.

Denn ohne weiteres ist keineswegs sicher, daß Ausfall der Fähigkeit zu Reduktionen, richtiger zu einer bestimmten Reduktion, gleich ist mit allgemeiner Schädigung der Lebensfunktion. Und so ist es jedenfalls verfrüht, hierauf ein ganzes System aufzubauen mit Indexzahlen zur Wertung eines Antiseptikums usw., wie es Keysser tut. Vor allem ist doch kaum angängig, die Wirkung eines Stoffes auf isolierte, aus dem Kreislauf usw. ausgeschaltete Gewebsstücke mit der auf normale Organteile zu vergleichen. Feiler übt auch berechtigte Kritik an dieser Methode. Und letzthin hat dann auch Munter die Unbrauchbarkeit der Methode aufs deutlichste experimentell erwiesen.

Allerdings fand auch Reinhardt bei Meerschweinchen und Mäusen eine gewisse nekrotisierende Wirkung, deutlich bei Lösung von 1%, schwächer bis gar nicht bei 1 : 1000; bei 1 : 10 000 blieb jede Nekrose aus.

Hier handelte es sich aber um intrakutane Einspritzung, wobei Reinhardt auf den lokal erhöhten Gewebsdruck als schädigendes Moment hinweist. Indessen konnte er auch bei Berieselung und Betupfung offener Wunden eine oberflächliche Nekrose, allerdings geringeren Grades als bei den Kutanversuchen nachweisen. Sollte dies auch bei 1:1000-Lösungen der Fall gewesen sein, so wäre das nicht in Übereinstimmung zu den oben referierten genauen Untersuchungen Ritters zu bringen. Bei starken (3—5%igen) Lösungen treten nach Ellinger sogar schon an der Einstichstelle bei subkutaner Injektion Schwellungen auf.

Die hier im wesentlichen sich ergebende Indifferenz nicht zu starker Trypaflavinlösungen für die Haut, die Subkutis, Muskeln u. dgl. ist kein Beweis, daß nicht empfindlichere Gewebe dadurch geschädigt werden. Dies zeigen u. a. die oben erwähnten Versuche von Lenz. Im allgemeinen gehören die Akridinstoffe zur Gruppe der lähmenden Protoplasmagifte und töten so Protozoen noch schneller ab als Chinin, lähmen das Atmungszentrum in großen Dosen usw.

Bemerkenswert ist noch, daß diese fluoreszierenden Stoffe, wie so viele andere, den Organismus für Licht sensibilisieren: Lenz zeigte dies am Froschherzen, und Stephan beobachtete an seinem Patientenmaterial sehr häufig Sonnenlichterytheme, bisweilen stärksten Grades.

Ob man schon jetzt zu einer Empfehlung der prophylaktischen Einspritzung übergehen darf, wie es Willisch getan, ist uns bei der wohl immer noch ungenügenden Erfahrung über die Unschädlichkeit zweifelhaft.

III. Verhalten im Körper.

a) Einwirkung auf das Blut.

Da man alsbald zur intravenösen Trypaflavinverabreichung übergegangen war, hatte die Feststellung, wie sich das Blut den genannten Stoffen der Akridinreihe gegenüber verhält, erhöhtes Interesse. Keysser fand, daß Menschenserum durch Trypaflavin nicht getrübt wird, wohl aber durch Vuzin. In vitro hemmen die Flavine die Blutgerinnung (Fleming, Browning und Cohen).

Kurze Zeit nach der Injektion nimmt die Zahl der Erythrozyten pro Kubikmillimeter um etwa eine halbe Million ab. jedoch tritt auch nach wiederholter Injektion nie eine deutliche Anämie auf (Bohland). Trypaflavin in Konzentrationen über $1^0/_{00}$ agglutiniert Erythrozyten, ohne sie zu schädigen (Bond; Tubby, Ferguson, Mackie, Hirst). Nach Fleming werden Erythrozyten vom Menschen schon durch die Verdünnung 1 : 3200 agglutiniert; wenn aber genügend Serum anwesend ist, tritt dies nicht auf, ebensowenig wie Hämolyse durch Proflavin, sogar wenn dies in Konzentration 1:750 verwandt wird (Browning und Cohen). Keysser betont ausdrücklich, daß die Lösung 1:1000 die roten Blutzellen vollkommen intakt läßt, während Vuzin 1:4000 sofortige komplette Hämolyse erzeugt, welche bei 1:8000 nach 24 Stunden auch noch erreicht wird.

Auch die weißen Blutzellen weisen Veränderungen auf. Subkutane oder intravenöse Einverleibung verursacht bei Meerschweinchen und Kaninchen eine Leukozytose mittleren Grades (Lenz). Klinisch fand Leschke keine Leukozytose durch Argoflavin, und auch bei lokaler Anwendung erfahren die Leukozyten und Lymphozyten kaum eine Vermehrung (Ritter). Bohland will aber nach intravenöser Einspritzung Erhöhung der Leukozytenzahl bis auf das Doppelte gesehen haben, eine Erhöhung, die hauptsächlich die Lymphozyten betraf. Gerade im Gegensatz hierzu stehen wieder die Befunde Stephans, der den ganzen Vorgang genau verfolgte und zeigen konnte, daß konstant etwa $1/2$ Stunde nach der intravenösen Injektion die Gesamtleukozytenzahl sank, zusammen mit der absoluten Zahl der myeloischen Zellelemente; die Lymphozyten ließen keine Beeinflussung erkennen, während die sog. großen Mononukleären und Übergangsformen prozentual und absolut rasch anstiegen und während längerer Zeit auf abnormer Höhe blieben. Gleichzeitig will er beobachtet haben, daß immer die klinische Heilung mit diesen Bluterscheinungen parallel ging; beim klinischen Versagen sollen auch die Blutveränderungen gefehlt haben. Bei Bestimmung des opsonischen Index nach Wright fand Keysser die Phagozytose bei Vuzin und Trypaflavin 1:1000 um mehr als 75%, bei 1:10 000 noch um mehr als 25% erniedrigt, und auch Fleming, Browning, Gulbransen und Thornton sahen den Index durch Trypaflavin etwas, durch Proflavin stärker absinken. Daß jedoch der aus einer mit Trypaflavin behandelten Wunde aussickernde Eiter noch Leukozyten enthält, welche zu kräftiger Phagozytose imstande sind, zeigte Bond. Auch hier ist wieder die Konzentration das Ausschlaggebende: die phagozytosehemmende Konzentration von Trypaflavin und Proflavin ist nach Browning und Cohen einige hundert Male höher als die bakterizide.

Einen sehr verständlichen Einfluß auf die Phagozytose auch durch die Bakterienart hebt Reinhardt hervor. Sie ist bei Benutzung des Trypaflavins bei Diphtherie zum Teil erheblich, bei Hühnercholera und Pneumokokken dagegen kaum bemerkenswert.

b) Weiteres Verhalten im Körper.
(Aufspeicherung, Übertritt in die Gewebe und Sekrete, Ausscheidung.)

Das in die Blutbahn eingebrachte Trypaflavin schwindet nach den Untersuchungen von Neufeld und Schiemann schon sehr bald aus dem Blute: nach 15 Minuten war nur noch $1/120$, nach 30 Minuten $1/200$ der ursprünglichen Dosis nachzuweisen, und zwar mittels Bestimmung der Intensität der Fluoreszenz. Die Ausscheidung aus dem Körper erfolgt jedoch nicht ebenso schnell, so daß also der Stoff irgendwo aufgespeichert werden muß. Mehrere Forscher haben sich mit der Erörterung dieser Frage beschäftigt, und auch hier stehen wieder die Meinungen einander schroff gegenüber. Nach Bohland tritt der Farbstoff nicht aus dem Blute in die Gewebe über; nie sollen die Haut oder die Skleren sich gelb färben. Tubby, Ferguson, Mackie und Hirst fanden aber bei ihren Versuchstieren nach größeren Gaben tiefgelbe Flecke auf allen Schleimhäuten; Crohn sah bei Patienten nach gehäuften Injektionen ebenfalls vorübergehende Verfärbung der Haut, ebenso Browning und Cohen und Haupt. Nach Gay und Morrison häufe das Trypaflavin sich hauptsächlich im Muskelgewebe an; auf Grund zum Teil theoretischer Überlegungen kommt Stephan zum Schluß, daß Trypaflavin eine spezifische Affinität zu allen vom Mesenchym abgeleiteten Geweben habe.

Ellinger dagegen fand, daß nach Fütterung mit trypaflavinhaltiger Nahrung Leber und Darm stark, Haut und Muskeln mäßig, das Gehirn kaum gefärbt sind; nach wiederholter intravenöser Einspritzung findet man viel Farbstoff in Leber, Niere und Muskel, nur Spuren dagegen im Gehirn[1]).

---

[1]) Wels (Zeitschr. f. d. ges. exp. Med. **28**. 347. 1922) findet ebenfalls starke Adsorption durch die isolierten Gewebe, im besondern durch Leber und Niere; Hahn und Remy (D. med. Wochenschr. 1922. 793) erhielten ähnliche Ergebnisse hinsichtlich der Leber, aber geben an, daß die Adsorption durch Bakterien noch stärker ist.

Bohland sagt, daß das Trypaflavin nicht in die Zerebrospinalflüssigkeit übertritt; Fleischmann und Lenz stellten experimentell an Tieren fest, daß es zwar im Liquor erscheint, aber nur in geringer Menge. Ist dies der Fall, so wird die Wirkung des Trypaflavins nicht vermindert, im Gegenteil, menschlicher Liquor steigert nach Browning, Gulbransen, Thornton die bakterizide Wirkung des Trypaflavins. Im Gegensatz zu den gesunden Hirn- und Rückenmarkshäuten scheinen die entzündeten dem Durchtritt des Trypaflavins nur geringen Widerstand zu bieten; denn klinisch zeigte sich, daß bei Meningitiskranken nach intravenöser Verabfolgung der Liquor einen beträchtlichen Trypaflavingehalt aufweist (Fleischmann).

Die Ausscheidung aus dem Körper erfolgt ziemlich langsam; in den ersten zwei Tagen etwa ein Drittel (Browning und Cohen); nach einer einzigen klinischen Gabe von 400 mg ist die fluoreszierende Gelbfärbung noch wenigstens während vier Tage erkennbar im Harn, nach einigen Malen wiederholten Injektionen sogar bis zu 17 Tagen (Haupt).

Nach einmaliger intravenöser Einspritzung von 30 mg bei Kaninchen erscheint nach Ellinger am ersten Tage etwa 15 mg, am zweiten und dritten je etwa 2—3 mg, am sechsten Tage noch Spuren unverändert im Harn. (Vielleicht wird hier die schnelle Ausscheidung durch die Erkrankung der Nieren erschwert [Ellinger]).

Die lang anhaltende Ausscheidung des Trypaflavins im Harn hat Davis in ingeniöser Weise sich zu Nutzen gemacht. Da das am meisten klinisch bewährte Urotropin seine antiseptische Wirkung auf entzündlichen Prozessen im Urogenitalsystem nur in saurem Milieu ausübt, suchte er ein gleichwertiges Mittel, das zu ebensolcher Wirkung bei alkalischer Reaktion imstande sein müßte. Und es zeigte sich nach einer mühevollen Untersuchung an 204 Farbstoffen, daß von allen diesen nur Trypaflavin und Proflavin derartiges leistet. Nach intravenöser Einspritzung von 5 mg pro Kilogramm Kaninchen, eine Dosis, welche von den Tieren ohne Schaden vertragen wurde, zeigte der alkalische Harn in den nach zwei bzw. sechs Stunden entleerten Portionen antiseptische Eigenschaften sowohl gegen Staphylokokken als gegen Bact. coli.

Diese Befunde konnte aber Ellinger nicht bestätigen. Ein Kaninchen erhielt an 3 Tagen hintereinander je 18 mg Trypaflavin pro Kilo intravenös. Danach wurde der Harn mit Bact. coli geimpft: die Bakterien wuchsen üppig. Es muß aber bemerkt werden, daß in diesem Falle die Reaktion des Harnes nicht erwähnt wird.

Nach Verabreichung per os an Hunden wurde von Ellinger die Menge des ausgeschiedenen Trypaflavins mittels der Diazoreaktion bestimmt; dabei ergab sich regelmäßig, daß nur etwa $^1/_{10}$ der zugeführten Menge als solche im Harn wieder erschien. Ob der ganze Rest im Kot ausgeschieden wird, ließ sich noch nicht mit Sicherheit entscheiden; ist aber doch wohl wahrscheinlich, da Zersetzung im Tierkörper kaum auftritt (auch nach intravenöser Injektion von kleinen Mengen erscheint Trypaflavin unverändert im Kot).

Die Geschwindigkeit des ersten Übertrittes von Trypaflavin aus dem Blut ist eine große. Wenige Minuten nach der intravenösen Einspritzung konnte Haupt schon Erbrechen typisch gelbgefärbten Mageninhaltes beobachten; auch der Zervixschleim war oft schwach gefärbt. Willisch wies das Trypaflavin im Lungensputum (siehe auch Bohland) und merkwürdigerweise auch im Fruchtwasser nach, auch deshalb merkwürdig, weil dies die Diffusion eines kolloidgelösten Stoffes (Langer) durch die Eihäute hindurch beweisen würde. Beim Affen erscheint es auch in der Galle (Browning und Cohen). Der Schweiß soll nach Bohland kein Trypaflavin enthalten.

Da also der Körper ziemlich lange Zeit braucht, um die einverleibte Farbstoffmenge wieder auszuscheiden, kann man erwarten, daß bei zu schneller Wiederholung der Einspritzung Kumulationserscheinungen auftreten werden. Es gelang Tubby und seinen Mitarbeitern tatsächlich, dies experimentell zu zeigen: Kaninchen gehen, wie bereits erwähnt, durch wiederholte Einspritzung subletaler Dosen bald zugrunde.

IV. Antiseptische Wirkung.

a) In vitro.

Die antiseptische Wirkung der Akridinkörper war schon länger bekannt, aber praktisch wurden sie nicht verwendet bis der Krieg mit seinen zahllosen infizierten Wunden plötzlich den Anstoß zu einer neuen Bearbeitung dieser so wichtigen Frage gab.

Hauptsächlich in England hat man seit 1917, in musterhafter Weise systematisch arbeitend, ein großes Gebiet erschlossen. Die grundlegende Arbeit stammt hier von Browning und seinen Mitarbeitern. Schon in den ersten Mitteilungen (Browning und Gilmour; Browning, Kennaway, Gulbransen und Thornton) betonten die Autoren die Wichtigkeit des folgenden Befundes: Trypaflavin und im allgemeinen alle Akridinabkömmlinge, an sich in wässerigem Milieu schon stark bakterizid, wirken im Serum noch bedeutend stärker auf allerlei pathogene Bakterien. Und obgleich in den einzelnen Versuchsreihen oft geringe Abweichungen vorkommen, hat sich diese interessante und wichtige Tatsache bei vielen Nachprüfungen immer wieder bestätigt (Keysser; Neufeld und Schiemann; Dixon; Tubby, Ferguson, Mackie und Hirst; Drummond und Mc Nee). Indessen scheinen auch Ausnahmen vorzukommen, insofern Reinhardt bei Diphtheriebazillen einen hemmenden Einfluß von Menschenserum fand und ebenso Müller für seine Streptokokkenrasse (siehe auch Wells).

Wie kompliziert die Verhältnisse aber sind, zeigen die folgenden Beobachtungen, welche uns Prof. Ellinger freundlichst mitgeteilt hat: Trypaflavinlösung gibt mit Peptonwasser eine Trübung bzw. einen Niederschlag, der bei Gegenwart einer genügenden Menge Serum nicht auftritt. Wenn man nachweisen könnte, daß im ersten Falle der Farbstoff ausgefällt wird, so würde bei Versetzung mit der gleichen Menge Farbstoff ein Peptonwasser-Nährboden weniger Trypaflavin in Lösung halten als ein Peptonwasser-Serum-Nährboden, wodurch im letzteren Falle eine Verstärkung der bakteriziden Wirkung durch Serum in vitro vorgetäuscht werden könnte. Erinnert man sich jetzt aber der Befunde Langers über den Zusammenhang zwischen Dispersität und bakterizidem Vermögen (s. später S. 71), so werden wieder neue Verwicklungen geschaffen.

Das genannte Phänomen der Wirkungsverstärkung durch Serum ist um so wichtiger, weil sonst alle anderen bekannten Antiseptika von Serum mehr oder weniger in ihrem bakterientötenden Vermögen gehemmt werden, wie die obengenannten englischen Autoren in vitro zeigten (siehe auch oben bei Eukupin und Vuzin). Die stärkste bakterizide Wirkung hat Trypaflavin in

Serum auf Staphylo- und Streptokokken und Kolibakterien. Die bakterizide Wirkung ist aber keine schnelle (Browning, Gulbransen, Thornton; Dakin und Dunham); während Sublimat seine Wirkung in wenigen Stunden ausübt und dann erschöpft ist, tritt der volle Trypaflavineffekt erst nach längerer Zeit ein und wird dann mit der Zeit noch immer besser. Praktisch heißt dies, wie dieselben Autoren hervorheben, daß man den Trypaflavinverband viel länger liegen lassen kann und muß, als irgendwie einen anderen Verband. Dies bedeutet eine in Kriegszeiten sehr willkommene Arbeitsersparnis und verringert zugleich die Schmerzen des Verwundeten (Drummond und Mc Nee). Der Farbstoff wird aber zum größten Teil von Gaze und Watte adsorbiert (Fleming, Wels).

Die Widerstandskraft der verschiedenen Bakterien dem Trypaflavin gegenüber ist deutlich verschieden. So geben z. B. Neufeld, Schiemann und Baumgarten die folgenden Werte an: In 24 Stunden werden durch Trypaflavin getötet:

Gonokokken und Meningokokken durch Verdünnungen . . . . 1 : 300 000 bis 30 000 000,
Hühnercholerabazillen durch Verdünnungen . . . 1 : 800 000 ,, 2 000 000,
Cholerabazillen durch Verdünnungen . . . . . . 1 : 300 000 ,, 1 000 000,
Pneumo- und Streptokokken durch Verdünnungen 1 : 200 000
Milzbrandbazillen, Micrococcus melitensis, Diphtherie und Shiga-Ruhrbazillen durch Verdünnungen . . . . 1 : 100 000 ,, 300 000,
Staphylokokken durch Verdünnungen . . . . . . 1 : ±10 000 ,, ±100 000,
Pestbazillen durch Verdünnungen . . . . 1 : 40 000,
Y-Ruhrbazillen durch Verdünnungen . . . . . . 1 : 30 000,
Koli-, Typhus-, Paratyphus- und Influenzabazillen durch Verdünnungen . . . . 1 : <15 000.

Jedoch ist die Wirkung des Trypaflavins in vitro in Bouillon nicht stärker als die von einer ganzen Reihe von anderen Akridin- und Triphenylmethanfarbstoffen; von einer Spezifität in engerem Sinne zeigt sich nichts (Müller), bisweilen aber begegnet man spezifisch unempfindlichen Arten, z. B. in der Koligruppe (Browning und Cohen), ja man hat bei B. proteus sogar Wachstumsanregung beobachtet (Fleming)[1]. Neuerdings beobachtete Illert, daß Trypaflavin die Kuhpockenlymphe schnell keimfrei macht und doch ihre Virulenz nicht beeinträchtigt, und empfahl dies zur praktischen Verwendung. Kellock und Harrison sahen in mit Trypaflavin behandelten Wunden den Bac. pyocyaneus ruhig weiterwachsen und schreiben diesem einen günstigen Einfluß auf den Heilungsvorgang zu. Nach Keysser hat die Konzentration des Antiseptikums (Trypaflavin und Vuzin) größeren Einfluß auf die bakterienabtötende Wirkung als die absolute Menge. Eine Gewöhnung der Bakterien an das Antiseptikum tritt nicht auf oder vielleicht nur äußerst langsam (Gay und Morrison; Browning und Cohen), bei Choleravibrionen aber schnell (Shiga).

---

[1] Auch wir fanden eine auffallende Unempfindlichkeit von Streptokokken in einem Fall von puerperaler Sepsis.

Eine Enttäuschung erlebte man aber, als man die Wirkung des Trypaflavins in Eiter untersuchte. Keysser fand, daß, während eine Verdünnung 1 : 100 000 imstande ist, Staphylokokken und Streptokokken in Serum abzutöten, eine Konzentration 1 : 1000 nötig ist, um zwei Ösen Eiter in vier Stunden zu sterilisieren. Zum Sterilisieren von 0,2 ccm Eiter (Staphylokokken) innerhalb 48 Stunden braucht man entweder Vuzin 1 : 500 oder Trypaflavin 1 : 1000, während Sublimat 1 : 1000 noch 0,4 ccm Eiter abtötet. Früher hatten auch Fleming und Hewlett dies schon gefunden; Gay und Morrison kamen aber zu entgegengesetzten Schlüssen. Ebenso wird die Trypaflavinwirkung bei Anwesenheit von Zellen aus anderen Geweben beträchtlich abgeschwächt (Müller, Fleming), während Speichel (Spieß) die antiseptische Wirkung nicht vermindert. Proflavin und Trypaflavin sind in vitro vollkommen gleichwertig (Browning und Cohen)[1].

Bei den in-vitro-Versuchen muß man noch auf einen Umstand achten: obwohl die zu tötende Menge Bakterien ziemlich weit schwanken darf, muß sie, falls man vergleichbare Resultate erhalten will, doch innerhalb gewisser Grenzen bleiben; setzt man eine zu große Zahl Mikroben zu, dann tritt auch ohne jedes Antiseptikum oft schon eine Wachstumshemmung und Abtötung ein (Browning und Cohen).

Gewisse Widersprüche zwischen verschiedenen Autoren finden hier vielleicht schon ihre Erklärung. Zum Abtöten braucht man bei Verwendung einer größeren Menge Bakterien bisweilen fünfmal soviel Trypaflavin wie bei einer kleineren Anzahl (Browning und Gulbransen; Fleming; Graham Smith; Hewlett).

Ein zweiter, bisher nicht genügend beachteter Faktor von größter Wichtigkeit ist die Reaktion des Milieus. Browning und Mitarbeiter geben hierfür die folgenden Zahlen: Während B. coli von Trypaflavin bei $P_H = 4$ à 5 erst in Konzentration 1 auf 2000 abgetötet wird, wirkt bei $P_H = 11$ die Verdünnung 1 auf 200 000 schon letal; für Staphylokokken gilt dasselbe; ein so stark alkalisches Milieu wird aber auch an sich schon manche Bakterien abtöten! Auch Davis erkannte die Wichtigkeit der alkalischen Reaktion für eine kräftige Wirkung, und beim Trypaflavin und dem ihm nahe verwandten Homoflavin fand Graham Smith schon 1919 dasselbe. (Nebenbei sei hier bemerkt, daß die englischen Pharmakologen Cushny, Dixon, Cow diesen letztgenannten Stoff (= Diamino-trimethyl-acridinium-chlorid) pharmakologisch sehr inert fanden, während einige Kliniker damit doch gute Resultate zu erreichen meinten.)

Langer fand, daß bei alkalischer Reaktion des Milieus die Dispersität ab-, bei saurer zunimmt, was nach ihm die Erklärung gibt für die stärkere Bakterizidie im ersteren Falle. Auch die stärkere Wirksamkeit, wenn Serum zugefügt wird, finde ihre Erklärung in einer Dispersitätsverringerung. Die Schwankungen in bakterizider Kraft, die Abhängigkeit von Konzentration und Bakterienmenge, die langsame Wirkung sind nach ihm alles Besonderheiten, die kolloidchemisch ihre Erklärung finden können (siehe oben auch Bedeutung der Reaktion usw. bei Eukupin und Vuzin S. 47).

Ellinger meint, daß man bisher bei den in-vitro-Versuchen nicht genügend auf Lichtwirkungen geachtet hat, denn bei diesen fluoreszierenden Stoffen

---

[1] Verschiedene Autoren wenden sich gegen Angaben von Browning und Mitarbeiter, und erklären deren zu günstige Ergebnisse durch eine zu kleine Menge von Bakterien, die sie dem Desinfiziens gegenüberstellen; s. a. Emery (Lancet 1916. I. 817).

können zweifellos sensibilisierende Wirkungen vorkommen, ebenso wie wir solchen schon bei den in-vivo-Experimenten (siehe S. 530) begegnet sind.

b) In vivo.

Der Wert des Trypaflavins bei experimentellen Infektionen wurde von mehreren Forschern studiert. Wir stellen eine der besten Untersuchungen aus allerjüngster Zeit voran, weil darin auch der so wichtige Vergleich mit anderen bekannteren Mitteln durchgeführt ist.

Bei oberflächlichen Hautwunden von Meerschweinchen und Mäusen hat Reinhardt die Wirkung von Trypaflavin mit der von verschiedenen anderen Wunddesinfizientien verglichen, und zwar nach Infektion mit meist sehr virulenten Hühnercholerabazillen, Pneumokokken und Streptokokken. Eine halbe Stunde oder länger, nachdem die Infektion mit einer bestimmten, sicher tödlichen Menge Bazillen erfolgt war, wurde die Wundfläche mit mehreren Kubikzentimetern der antiseptischen Lösung berieselt. Wurde die Infektion sich selbst überlassen, so entwickelte sich von der Wunde aus eine subkutane Phlegmone, die sich schließlich septikämisch durch den ganzen Körper verbreitete und stets zum Tode führte. Übt also ein Mittel eine Heilwirkung aus, so wird diese deshalb besonders deutlich, und das Ergebnis eines Versuches nach ihm völlig eindeutig sein.

Bei Meerschweinchen erwies es sich vorteilhaft, die Wunden in der Bauchhaut anzulegen, da von hier aus die Infektion leichter angeht und im allgemeinen etwas heftiger verläuft. Auch bei den Mäusen wurde immer die Bauchhaut infiziert.

Am Schlusse der Hühnercholeraversuche gibt Reinhardt nachstehende Zusammenstellung über die Gesamterfolge des Trypaflavins und der anderen Desinfizientien.

In der Tabelle bedeutet z. B. 9:8 9 Versuche, davon 8 gerettet; $^1/_2$—2 Stunden bezw. 4—24 Stunden, daß soviel Stunden nach der Infektion relativ große Flüssigkeitsmengen des Desinfiziens über die Wunde gerieselt wurden; die Zahlen unter „verzögert", daß der Tod 1—3 Tage später als bei den Kontrollen eingetreten.

	Meerschweinchen			Mäuse	
	$^1/_2$—2 Stunden	4—24 Stunden	Verzögert	$^1/_2$ Stunde	Verzögert
Trypaflavin 1 : 100	2 : 2	—	—	6 : 5	(1)
„ 1 : 400	—	—	—	2 : 1	(1)
„ 1 : 1000	9 : 8	6 : 2	(3)	5 : 3	—
„ 1 : 10 000	1 : 1	—	—	—	—
„ 1 : 20 000	1 : 0	—	—	—	—
Sublimat 1 : 1000	4 : 3	6 : 4	(1)	4 : 2	—
Silbernitrat 10%	3 : 2	6 : 4	(1)	—	—
Jodoform	2 : 2	—	—	—	—
Jodtinktur offiz.	2 : 0	—	(1)	4 : 1	(1)
Phenol 5%	2 : 1	—	(1)	4 : 0	—
Trikresol 1%	1 : 0	—	—	2 : 0	—
Wasserstoffsuperoxyd	1 : 0	—	—	—	—

Aus dieser Übersicht ergibt sich nach Reinhardt: Es sei „ein überwiegender Einfluß des Trypaflavins bei der Wunddesinfektion festzustellen, aber es zeigt sich auch hier, daß gewöhnliche chemische Antiseptika ebenfalls wirken können. Letztere wirken anscheinend mit zunehmender Virulenz der Erreger in geringerem Grade; so war Jodtinktur bei geringer Virulenz einmal wirksam, einmal erfolglos, bei starker Virulenz einmal verzögernd und einmal erfolglos".

Bei den gleichartigen Versuchen mit Pneumokokken zeigte sich, daß „trotz mancher Unregelmäßigkeit im einzelnen aus den Versuchen zunächst hervorgeht, daß gegen Pneumokokken ebenso wie gegen Hühnercholera Mäuse schwerer zu schützen sind als Meerschweinchen. Die stärkste Wirkung zeigt Trypaflavin, ihm am nächsten steht Vuzin, während Optochin, wie Morgenroth schon nachgewiesen hatte, bei Wundinfektion weniger leistet. Sublimat scheint, soweit die wenigen Versuche ein Urteil erlauben, gegenüber der Pneumokokken- ebenso wie gegenüber der Hühnercholerawundinfektion hinter Trypaflavin zurückzustehen, hat aber auch hier zweifellos eine gewisse Heilwirkung. Jodtinktur und Phenol wurden nur an je zwei Tieren versucht, und zwar ohne Erfolg." Die Streptokokkenversuche beschränkten sich nur auf eine Serie von sechs Tieren: Von diesen überlebten von den mit Trypaflavin 1:100 behandelten Tieren beide, von den mit 1:1000 behandelten eines von beiden den Versuch. Bei der Abimpfung nach mehr als zwei Wochen erwiesen sich aber ihre inneren Organe noch als streptokokkenhaltig, obgleich die Tiere ziemlich munter waren.

Mit Recht bemerkt wohl Reinhardt, daß alle diese Versuche nur das Vorstadium der eigentlichen Entzündungsvorgänge betreffen: im eigentlichen entzündlichen Stadium würden sich die Verhältnisse für eine Desinfektion voraussichtlich anders gestalten. Auch paradoxe Ergebnisse kommen bisweilen vor: daß nämlich eine schwächere Lösung wirksam ist, eine stärkere aber versagt; Reinhardt erklärt dies mit einer unregelmäßigen und unberechenbaren Keimresorption.

Die Desinfektionswirkung soll nach Reinhardt bestehen teils in einer direkt keimtötenden Wirkung in den Geweben, teils in einer entwicklungshemmenden und virulenzabschwächenden, letztere besonders bei den Akridinderivaten. Aber auch die eigenen Abwehrkräfte des Organismus mit ihrer schnellen Anpassung müssen eine bedeutsame Rolle spielen.

Im Anschluß an die Arbeit Reinhardts veröffentlichte Schiemann einige Versuche, wo Hautwunden am Mäuserücken mit Friedländerbazillen infiziert und dann nach 10 bzw. 30 Minuten mit verschiedenen Antiseptizis berieselt wurden. Bei dieser Technik war das Resultat für Sublimat 1:500 resp. 1:1000 viel günstiger als für Trypaflavin 1:100 bzw. 1:1000. Dies führte zu einer Nachprüfung in vitro in Bouillon: auch hier war das Sublimat dem Trypaflavin überlegen. Demgegenüber wirkt auf Streptokokken in vivo ebenso wie in vitro Trypaflavin stärker als Sublimat; bei Mischungen von Staphylo- und Streptokokken wurden sowohl in vivo (bei Mäusen) als in vitro die letzteren elektiv beeinflußt. Aus seinen Versuchen schließt er deshalb, daß die genannten günstigen Wirkungen von Antiseptizis bei frisch infizierten Wunden auf eine direkte Keimtötung zurückzuführen seien, welche für den Erfolg entscheidend ist. Praktisch bestätigen die Versuche, daß Trypaflavin, und zwar besonders auch in Form von Streupulver, eine starke Heilwirkung bei der experimentellen Wundinfektion besitzt.

Auch Braun hat von Trypaflavin bei der Wundinfektion mit Diphtheriebazillen beim Meerschweinchen Gutes gesehen. Aber auch da, wo das Trypaflavin imstande ist, den klinischen Wundverlauf günstiger zu gestalten, beruht dies doch kaum auf seiner sterilisierenden Kraft. Carslaw und Templeton zeigten in klinisch günstigen Wunden am Ende der Proflavinbehandlung noch in 87% der Fälle die Anwesenheit von Streptokokken, in 75% von koliformen Bazillen, in 60% von Staphylokokken, in 58% von Pyozyaneus, alles Keime die noch gut lebensfähig und kultivierbar waren (siehe auch Bashford, Hartley, Morrison; Burkard und Dorn).

Jedoch ist die Eiterung immer sehr gering (Bashford, Hartley, Morrison; Ligat) und das Entzündungsödem geht oft innerhalb 24 Stunden vollständig zurück (Browning, Kennaway, Gulbransen, Thornton), und auch Carslaw und Templeton vermißten histologisch jede Entzündung. Man kann also den letztgenannten Autoren vollkommen beistimmen, daß die Wirkung keine regelrecht desinfizierende sondern nur antiseptische, d. h. das Bakterienwachstum und die Entzündungserscheinungen hemmende sein kann (s. a. Browning und Gulbransen). Dadurch sind die eigenen Abwehrkräfte des Organismus besser imstande, mit den eingedrungenen Krankheitserregern fertig zu werden, und die Wunde reinigt sich auffallend schnell (Münzel; Browning, Gulbransen, Thornton; Burkard und Dorn), während Allgemeinerscheinungen bei den Verwundeten ganz fehlen (Browning und Ligat).

Um aber den Schluß einer Wunde zu erreichen, muß auch der Körper zu aktiver Gewebsneubildung übergehen. Und gerade in dieser Hinsicht haben sich bei den Akridinstoffen Schwierigkeiten gezeigt. Zwar hat der fibrinöse Belag, der nach einigen Tagen erscheint, wie wir schon früher sagten, nicht die üble Bedeutung, die ihm von einigen Autoren beigemessen wurde, aber doch ist die Mehrzahl darüber einig, daß die darunter aufschießenden Granulationen schlaff und blaß sind, und die Epithelüberdeckung sehr langsam vonstatten geht (Bashford, Hartley, Morrison; Pearson; Drummond und Mc Nee), obgleich auch einige Enthusiasten das Gegenteil behaupten (Ritter, Münzel, Ligat). Vielleicht haben Browning und Cohen recht, daß dieser Widerspruch nur auf kleinsten Verschiedenheiten der technischen Anwendung beruht und auch darauf, in welchem Stadium die Verwundeten in Behandlung kommen (Browning und Ligat). Deshalb ist man alsbald dazu übergegangen, die Wunden, sobald unter Trypaflavin die Entzündungserscheinungen zurückgegangen waren, weiterzubehandeln mit Mitteln, welche die Granulationsbildung und Epithelisation kräftiger anregen, wie Eusol (Carslaw und Templeton), Brilliantgrün (Browning und Ligat, Browning, Kennaway usw.), und dergleichen.

Die Meinung von Bashford und Schülern, daß durch das Trypaflavin die örtliche und allgemeine Widerstandskraft des Organismus gegen Infektion abgeschwächt wird, erscheint aber durch die bisherigen Erfahrungen nicht genügend gestützt.

Daß aber in gewissen Fällen und unter gewissen Umständen die Wirkung ungenügend und unberechenbar ist, zeigten mehrere Autoren experimentell, so z. B. Gay und Morrison, welche bei Kaninchen mit Streptokokkenempyem Trypaflavin intrapleural einspritzten in so großer Dosis, daß der Eiter theoretisch in 24 Stunden steril sein müßte; sogar Wiederholung dieses

Eingriffs war aber nicht imstande den Eiter zu sterilisieren oder das Leben der Tiere zu verlängern.

Nach Fleming verliert in der Pleura- oder Peritonealhöhle eingespritztes Trypaflavin schon in 2 Stunden seine Wirksamkeit. Browning und Cohen fanden eine Maus, der ein Gemisch von Pneumokokken und Proflavin intraperitoneal eingespritzt war, noch nach einem Monat am Leben, das Peritoneum aber chronisch entzündet und die Leber mit Pneumokokken überdeckt. Tubby, Ferguson, Mackie und Hirst konnten bei Staphylokokkenseptikämie bei Kaninchen weder mit Trypaflavin, noch mit Proflavin einen günstigen Einfluß auf den Krankheitsverlauf beobachten.

Diesen schlechten Erfahrungen stehen aber wieder günstige von anderen Forschern gegenüber. Feiler studierte mit derselben Technik, mit der Morgenroth und Abraham die Wirkung der Chininabkömmlinge bei der chronisch progredienten Streptokokkenphlegmone an der weißen Maus prüften, die Wirkung des Trypaflavins und fand, daß auch dieser Stoff in gewisser Konzentration die Entstehung der Phlegmone vorbeugen kann, so daß das Material, 24 Stunden nach der Infektion der Impfstelle entnommen, die Kulturplatte steril läßt.

Bei mit Cholera infizierten Mäusen konnte Baumgarten die Tiere mit ziemlich großer Sicherheit vom Tode retten, wenn er sie innerhalb 30 Minuten nach der Infektion intraperitoneal mit dem naheverwandten, eine Methylgruppe weniger enthaltenden Diaminoakridinnitrat behandelte. Damit stimmen die Resultate überein, welche Browning und Gulbransen an Mäusen erhielten, die intraperitoneal mit optochinfesten Pneumokokken infiziert waren; Proflavin 1:600, 1 ccm pro 20 g Tier, war bisweilen imstande, sie zu heilen, ebenso wie Phenol und Sublimat.

Auf eine gegenseitige Wirkungsverstärkung weisen Versuche von Neufeld und Schiemann hin; wenn man zu einer ungenügenden Dosis Optochin eine ungenügende Dosis Trypaflavin zusetzt, kann man mit Pneumokokken infizierte Mäuse vom Tode retten (Potenzierung?). (In vitro aber fanden Gay und Morrison, daß Gemenge von Farbstoffen höchstens nur die bakterizide Kraft des stärksten Komponenten besaßen.)

Aber auch ohne Anwesenheit von Optochin sind nach Neufeld und Schiemann Trypaflavin und Diaminoakridin und die Salze des letzteren Stoffes zu kräftiger Desinfektion in vivo imstande. Bei den septikämischen Pneumokokken- und Hühnercholerainfektionen der Maus konnte eine einmalige Injektion des Farbstoffs, bald nach der Infektion gegeben, die Tiere in der Hälfte bzw. drei Viertel der Fälle retten. In einer später zusammen mit Baumgarten veröffentlichten Arbeit werden diese Ergebnisse nochmals bestätigt; zugleich aber betonen sie, daß von einem Allheilmittel nicht die Rede sein kann. So gelingt es z. B. bei zu großer Virulenz oder zu großer Impfdosis von Hühnercholerabazillen nicht, die Tiere zu retten; daneben machen sich noch andere, hier nicht näher wiederzugebende Verwicklungen geltend. — Von ihren Ergebnissen heben wir folgende hervor: spritzten sie 5 Minuten nach intraperitonealer Milzbrandinfektion den Mäusen einen der beiden Farbstoffe subkutan ein, so zeigte sich eine deutlich günstige, wenn auch schwache, Wirkung: von 11 Tieren wurde 1 gerettet, während von 7 der Krankheitsverlauf stark protrahiert war. Bei Micrococcus melitensis und Diphtheriebazillen bestand wahrscheinlich ein ebenso günstiger Einfluß, bei Streptokokken war dieser viel deutlicher, und am

auffälligsten war der Erfolg bei Cholera (Mäuse und Meerschweinchen), wo
einige Zeit nach der intraperitonealen Infektion ebenfalls intraperitoneal der
Farbstoff eingespritzt wurde.

Schließlich möchten wir noch die Untersuchungen erwähnen, welche sich
mit der desinfizierenden Wirkung des Trypaflavins in den verschiedenen sekretorischen und exkretorischen Organen beschäftigten. Oben (S. 532) haben wir
schon die Wirkung im Harn besprochen und gesehen, daß über den Wert des
Trypaflavins als Harndesinfiziens die Meinungen noch geteilt sind.

Ellinger prüfte bei einem Kaninchen, das 4 Tage je 100 mg mit der Schlundsonde erhalten hatte, die Galle auf desinfektorische Wirkung: Kokken, Koli-
und Parakolibazillen wuchsen reichlich darin. Welchen Einfluß der Farbstoff
auf die Darmflora hat, konnte Ellinger noch nicht mit Sicherheit feststellen:
interessant war aber seine Beobachtung, daß sich bei der Sektion bei keinem
seiner Hunde Bandwürmer im Darm befanden.

Anhang.

a) Metallkombinationen des Trypaflavins.

Neuerdings versuchten Leschke und Berliner die Wirkung des Trypaflavins noch zu steigern durch Kombination mit verschiedenen Metallsalzen.
Ob es sich wirklich um eine chemische Verbindung zwischen den beiden Komponenten handelt, ist noch zweifelhaft. Durch Eintritt von einigen Metallen
wird die Bakterizidie in vitro bedeutend erhöht, so z. B. sehr stark durch
Kadmium und Gold, durch Silber etwas weniger. Das Trypaflavinsilber (= Argoflavin) ist den kolloiden Silberpräparaten bedeutend überlegen, wird von Serum
nicht nennenswert abgeschwächt, und ist auch klinisch (intravenös) schon mit
Erfolg bei septischen Erkrankungen verwandt worden, obgleich es, wie Leschke
selbst gesteht, noch weit vom idealen, zuverlässigen Heilmittel entfernt ist.

b) Flavizid.

Suchend nach besseren Präparaten, hat sich in den beiden letzten Jahren
Langer speziell mit einem neuen Akridiniumpräparate, dem Flavizid (= 2,7-Dimethyl-3-dimethylamino-6-amino-10-methylacridiniumchlorid)

$$
\begin{array}{c}
\text{CH}\quad\text{CH}\quad\text{CH} \\
\text{CH}_3\cdot\text{C}\overset{1}{\underset{2}{\big|}}\quad 9\quad\overset{8}{\underset{7}{\big|}}\text{C}\cdot\text{CH}_3 \\
(\text{CH}_3)_2\text{N}\cdot\text{C}\overset{3}{\underset{4}{\big|}}\quad 10\quad\overset{6}{\underset{5}{\big|}}\text{C}\cdot\text{NH}_2 \\
\text{CH}\quad\text{N}\quad\text{CH} \\
\text{CH}_3\quad\text{Cl.}
\end{array}
$$

beschäftigt, da es sich ihm in vitro außerordentlich stark bakterizid
erwiesen hat. So tötet es Staphylococcus aureus noch in Verdünnung 1:320 000,
Diphtheriebazillen noch in 1:1000000 ab, während für Trypaflavin diese
Werte 1:32 000 bzw. 1:200 000 sind. Die Wirkung soll schneller eintreten als
beim Trypaflavin und schon nach einer Stunde ihr Maximum erreichen; außerdem soll es für den Tierkörper viel ungiftiger sein: Kaninchen ertragen 25 mg
pro kg intravenös. Beim Menschen empfiehlt er 1—2½ mg pro kg, Gaben,
von denen er schon praktisch ihre Unschädlichkeit erwiesen hat. Auch soll

Flavizid keine Kumulation zeigen: nach 30 Injektionen zeigten Kaninchen noch nichts Pathologisches, und die während den Injektionen bestehende Leukozytose schwand sofort nach Aufhören der Einspritzungen. Die erwähnte Leukozytose sei unabhängig vom Desinfektionsvermögen der verschiedenen Akridiniumpräparate sowie von der Größe der Einzelgaben.

Auch hier hat man Kombinationen mit äquimolekularen Mengen eines Metallsalzes versucht. Mischung mit Kadmium- und Silbersalzen führte zu einer Wirkungssteigerung; andere Salze und auch das Desinfiziens Thymol tun dies nicht. Die Ursache ist wahrscheinlich nicht eine chemische Bindung zwischen Flavizid und Cd- bzw. Ag-Salz, sondern eine Dispersitätserniedrigung des ersteren. Doch kann dies nicht der einzige ausschlaggebende Faktor sein, denn Ammoniumnitrat, das ebenso die Dispersität erniedrigt, erhöht die bakterizide Kraft doch nicht. Das Metall selbst muß also doch einen gewissen Anteil an der Wirkung haben.

Man hat in den letzten Jahren versucht, im Molekül des Trypaflavins den wirksamen Kern aufzudecken, und hat zu diesem Zwecke eine überaus große Zahl von Bruchteilen dieses Moleküls und ihre verschiedenen Kombinationen auf ihre bakterizide Wirkung untersucht (Browning und Cohen); im allgemeinen aber waren die Erfolge nicht eindeutig; einige Stoffe zeigten auf einzelne Bakterienarten eine überaus kräftige Wirkung, die meisten aber waren ziemlich schwach. Wohl war bei mehreren eine Wirkungsverstärkung durch Serum deutlich nachweisbar; in einem anderen Falle trat aber eine Abschwächung um mehr als das Tausendfache durch Serumzusatz ein!

Auch am intakten Akridinmolekül wurden verschiedene Gruppen angelagert, und hier konnten wohl einige Gesetzmäßigkeiten aufgedeckt werden. Einführung von Aminogruppen erhöht stark das bakterizide Vermögen sowohl für Staphylokokken als für Bacterium coli. Die Brauchbarkeit in Serum ist charakteristisch für die Verbindungen mit unsubstituierten Aminogruppen, und vor allem für ihre Methochloride. Andere Substitutionen haben wechselnden Erfolg bis zu völliger Aufhebung des bakteriziden Vermögens. Im allgemeinen aber hat diese sehr ausgedehnte Untersuchung von Browning und Cohen kein besseres Antiseptikum als die bereits bekannten zutage gebracht[1].

Auch Morgenroth hat sich — unter Mitwirkung von Schnitzer und Frl. Rosenberg den Akridinderivaten zugewandt. Wie bekannt, bekommt man durch Einführung von Alkylen im Chinolinmolekül im allgemeinen eine Erhöhung der antiseptischen Kraft (s. a. Fränkel S. 592); den 6-Alkoxygruppen kommt nach Morgenroth eine sehr große Bedeutung zu. Das war für ihn Anleitung zur Untersuchung der analog — also in Stellung 2 — substituierten Akridinverbindungen. Morgenroth, Schnitzer und Rosenberg orientierten sich erst über die antiseptische Wirkung der verschiedenen Präparate in vitro und machten danach mit den in Betracht kommenden Verbindungen auch Versuche in vivo (an Mäusen). Hauptsächlich wurde der Wirkung Streptokokken gegenüber nachgegangen. Die 2-Alkoxyderivate (s. Formel 1) des 9-Äthanol-amino-akridins (über 2-Alkoxyderivate des Akridins selbst wird nicht berichtet) erwiesen sich nun als besonders stark; in vitro war die Allylverbindung

---

[1] Noch nicht verwertet ist hier die uns eben erst bekannt gewordene Mitteilung von C. Browning, J. Cohen, R. Gaunt und R. Gulbransen (Proceded. Roy. Soc. London, Ser. B. **93**. 329. 1922).

$$NH \cdot C_2H_4OH$$

R-O-

Formel 1.   Formel 2.

am stärksten, bei den Versuchen an Mäusen dagegen stellte sich die Äthyl-
verbindung als die stärkste heraus, während die Allylverbindung nur eine unbedeutende Wirksamkeit entfaltete. Verbindungen also, die im Reagenzglase sich
als außerordentlich stark erweisen, stehen im Tierversuch weit hinter anderen
zurück und umgekehrt. Es ist deshalb zu bedauern, daß die genannten englischen Untersucher nicht auch den Tierversuch benutzt haben.

Im Verlauf der Untersuchungen zeigte sich nun aber, daß das 2-Äthoxy-
9-Äthanolamino-akridin gegenüber frisch vom Menschen stammenden Streptokokken fast unwirksam war. Morgenroth ging nun zu Verbindungen über,
worin in Stellung 9 nur eine Aminogruppe substituiert war (Formel 2) — also
keine Äthanol-aminogruppe wie in der vorigen Reihe. In Übereinstimmung
mit Browning und Cohen, die nachgewiesen haben, daß Einführung von
Alkylradikalen in die Aminogruppen die Wirkung abschwächt, fanden Morgenroth und Mitarbeiter, daß diese Verbindungen stärker waren als die der ersten
Versuchsreihe mit einer Äthanol-aminogruppe; dasselbe ist auch in Übereinstimmung mit den Versuchen von Nicolle und Mesnil (zit. nach Fränkel,
S. 649), die schon früher darauf hingewiesen haben, daß Farbstoffe mit freien
Aminogruppen stark wirksam gegen Trypanosomen sind. Die durch Morgenroth und Mitarbeiter untersuchten Aminoakridin-Verbindungen waren jedoch
nicht „pantherapeutisch", es gab immer noch Streptokokkenstämme, gegen
welche sie sich nicht stark genug erwiesen. Es gelang ihnen nun durch Einführung
einer zweiten Aminogruppe (an Stelle 6) eine noch weit stärkere Wirkung zu
bekommen; im Einklang hiermit steht, daß auch die englischen Untersucher
mit ihren Diamino-Verbindungen eine recht gute Wirkung gefunden haben.
Wenn sie dann in dem 6,9-Diamino-akridin (Formel 3) an Stelle 2 wieder eine

$$NH_2$$

Formel 3.

Äthoxygruppe einführten, gewannen sie ein Präparat mit außerordentlich starker
Wirkung in vitro, das sich auch im Tierversuch als ein brauchbares Antiseptikum
erwies; dieses Mittel, das therapeutisch benutzt worden ist, wollen wir im folgenden Kapitel eingehend besprechen.

B. Rivanol.

Morgenroth, Schnitzer und Rosenberg fanden bei ihrer systematischen
Untersuchung der Akridinderivate, worauf wir schon oben hingewiesen haben,
einen Stoff, das 2-Äthoxy-6,9-diaminoakridin (s. Formel), dessen salzsaurem

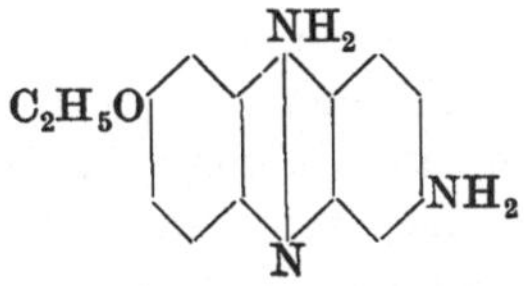

$$C_2H_5O \qquad \overset{NH_2}{\diamond\diamond\diamond} \qquad NH_2 \quad N$$

Salze außerordentlich starke bakterizide Qualitäten zukamen, und das sie unter den Namen Rivanol in den Handel brachten.

I. Therapeutische Anwendung.

Wenn auch die Entdeckung dieses Antiseptikums von neuestem Datum ist, so ist es schon in der Therapie angewandt worden, und wir finden verschiedene Mitteilungen, aus denen wir eine Antwort auf unsere erste Frage entnehmen können: „Hilft das Mittel? und gegen welche Krankheiten?"

P. Rosenstein hat Rivanol prophylaktisch und therapeutisch angewandt. Frische Wunden, Schußverletzungen usw. wurden prophylaktisch mit Rivanol in der Konzentration 1:1000 oder 1:2000 behandelt. Es ist nicht zu entscheiden, wenigstens nicht bei der natürlich noch geringen Zahl der auf dieser Weise behandelten Fälle, ob das Rivanol hier die Infektion verhindert hat. Rosenstein erwähnt günstige Erfolge bei Gebrauch von Rivanol bei heißen Abszessen, Mastitis, Furunkeln, Karbunkeln, Drüseneiterungen. Die Behandlung besteht in Punktion und Aspiration, danach Injektion mit Rivanol. Auch Erysipel soll mit Rivanol heilen bei zirkulärer Umspritzung des Mittels in der Konzentration 1:500, wobei diese Injektionen in 6 cm Entfernung von der Peripherie der Hautrötung vorgenommen werden müssen. Endlich wird ein günstiges Resultat nach intramuskulärer Injektion von Rivanol in zwei Fällen allgemeiner Sepsis mitgeteilt.

Rosenstein weist darauf hin, daß man bei alten Eiterungen mit Nekrose selbstverständlich von Rivanol kein Resultat sieht, da das Mittel wohl die Virulenz der Bakterien abschwächt, aber weiter nichts zur Besserung beitragen kann, wenn das Gewebe selbst dazu der Kraft entbehrt.

Rosenstein hat einmal Rivanol intraperikardial angewandt bei rezidivierender Endokarditis (?) nach Entfernung vom Exsudat, und sah guten Erfolg.

R. Klapp findet Rivanol außerordentlich wirksam gegenüber Streptokokken, die z. B. beim Gelenkempyem sehr bald verschwinden; bei Mischinfektion von Strepto- und Staphylokokken würden die Streptokokken zuerst verschwinden. 6 Fälle von Gelenkempyem mit zum Teil schwerster Infektion heilten durch Punktion und Injektion mit Rivanol 1:1000; Klapp erwähnt, daß man oft wiederholt punktieren und injizieren muß. Ein Nachteil ist, daß Rivanol in eiweißhaltigen Flüssigkeiten sofort Gerinnung gibt, so daß es nicht möglich ist, z. B. bei eitrigem Gelenkinhalt das Gelenk mit Rivanol durchzuspülen, da sich die Kanüle verstopfen würde.

Weiter sah Klapp günstige Ergebnisse bei prophylaktischer Infiltrationsantisepsis, die er vor jeder Operation anwendete; auch gute Wirkung bei gonorrhoischer Arthritis und Bursitis.

Bei Pleuraempyem und Erysipel sah er von Rivanol wenig Erfolg. Im Gegensatz zu Rosenstein findet Klapp Anwendung von Rivanol in entzündlich infiltriertem Gewebe fast kontraindiziert.

Härtel und v. Kishalmy teilen eine Methode der geschlossenen Abszeßbehandlung mit, wobei die Punktionsstelle in der gesunden Haut gewählt
wird, von wo aus dann durch einen subkutanen langen, schrägen Stichkanal
der Abszeß leergesaugt wird. Er kann dann geschlossen behandelt werden;
er wird wiederholt punktiert und mit Rivanol 1:1000 gefüllt; nach gelungener
Sterilisation wird durch Punktion mit einem dicken Troikar oder durch kleine
Inzisionen der Inhalt radikal entfernt, wonach ein Druckverband angelegt
wird, um die Abszeßwände sich aneinander legen zu lassen. Auf diese Weise
erreichten sie in 20 von 23 Fällen Sterilisation der Abszesse und Heilung in
einigen Tagen; in den anderen 3 Fällen wenigstens starke Abschwächung der
Virulenz und auch baldige Heilung. Weiter gute Erfolge bei Bursitis,
Mastitis usw; besonders Bursitis praepatellaris purulenta heilte
auf ideale Weise; bei Gelenkempyem wurde nicht in allen (3) Fällen
Heilung erreicht.

Nach Härtel müssen die Abszeßwände sich an den Inhalt dicht anlegen
können, und sieht man darum keinen guten Erfolg beim Pleuraempyem.

Katzenstein und Schulz bekamen einen günstigen Eindruck von Rivanol
bei eiternden Wunden. Bei Bursitis praepatellaris purulenta, Eiterung der Gll. inguinales, Karbunkeln (Staphylokokken), Gelenkempyem
erhielten sie mit Rivanol Heilung; sie erwähnen jedoch, daß Spülung mit Salzlösung beim Gelenkempyem auch einen guten Erfolg hatte (!).

Sehr zufrieden waren sie bei der Behandlung des Erysipels mit Rivanol.
Vor allem aber wünschen sie das Mittel zur Antisepsis in der Bauchhöhle
angewandt zu sehen; post operationem und nach mechanischer Entfernung des
Eiters wird 1—200 ccm Rivanol (Konzentration??) eingeführt, wonach die
Bauchhöhle auch bei eitriger Peritonitis ohne Drainage zu schließen ist; in
dieser Möglichkeit sehen sie einen Hauptvorzug der antiseptischen Behandlung
der Peritonitiden. Katzenstein und Schulz wenden Rivanol bei jeder Laparotomie an, bei der Infektionsmöglichkeiten gegeben sind; sie sahen gute Erfolge
bei Gallenblasenabszessen, die kurz vor dem Durchbruch standen und bei verschiedenen gynäkologischen Operationen. Am meisten trat das günstige Resultat
der chemotherapeutischen Antisepsis hervor in den sog. Spätfällen von
Peritonitis nach Appendizitis; die Patienten im Jahre 1920, die mit
Spülung mit NaCl-Lösung behandelt worden waren, starben alle (5); von den
9 Fällen des Jahres 1921 mit Rivanolbehandlung ist kein einziger gestorben.

Siebrecht und Ujhelyi erwähnen gute Resultate bei Weichteilabszessen,
Bursitis purulenta, Furunkeln und Karbunkeln, Mastitiden (und
zwar solchen mit einkammerigen Abszeßhöhlen, nicht mit mehrkammerigen),
Gelenkempyemen. Bei Pleuraempyemen haben sie das Mittel nicht
angewandt.

Fischer kommt in einer ausführlichen Besprechung der Behandlungsmethoden des Pleuraempyems zu der Schlußfolgerung, daß die am sichersten
heilende Methode ist: die Rippenresektion mit Drainage, obwohl damit der
Nachteil der langen Behandlungsdauer verbunden ist. Andererseits heilt aber
in einer ziemlich großen Anzahl Fälle das Pleuraempyem auch bei primärem
Wundschluß nach Rippenresektion, wenn das Fibrin entfernt wird und mit
NaCl-Lösung und Rivanol-Lösung (Konzentration?) gespült und mit dieser
Lösung aufgefüllt wird.

In der Sitzung der Berl. med. Ges. vom 7. 12. 21 hielt Morgenroth einen Vortrag, wonach Erfahrungen mit Rivanolbehandlung besprochen wurden.

Leschke sah bei intravenöser Injektion von Rivanol keinen Erfolg; auch nicht bei Gaben per os bei Sepsis, wohl aber bei Pyelitis durch Spülungen der Blase mit dem Mittel. Ein Fall von Endokarditis mit Arthritis heilte ohne Klappendefekt.

Hammerschlag hatte Erfolg mit Rivanol bei lokaler Anwendung bei Mastitis, Pyosalpinx, Douglasabszessen, infektiertem Partus. Bei Sepsis hatte er keinen Erfolg, gleichgültig, ob er das Mittel per os, intramuskulär oder intravenös anwandte.

F. Meyer wandte gleichzeitig intravenöse Injektion von Rivanol 1:1000 und intramuskuläre Injektion von Antistreptokokkenserum an; er erwähnt guten Erfolg bei „mit Streptokokken infektierten Patienten" und bei Erysipelas am Kaninchenohr.

Auch Keller benutzte dieselbe Methode, und zwar bei Febris puerperalis; er bekam einen guten Eindruck.

Ausführlicher, wieder mit eigener Veröffentlichung äußerte sich Biberstein bei der Benutzung des Rivanols bei Geschlechts- und Hautkrankheiten. Er fand Rivanol als brauchbares Mittel bei der Behandlung der Urethragonorrhoe des Mannes. Im Anfang wird 1:2000 benutzt und dann eine Steigerung bis 1:800 à 1:500. Die Lösung wird 5—10 Minuten in der Harnröhre gehalten. Die Urethritis posterior wurde behandelt mit dem Katheter von Guyon (1:1500 bis 1:500), täglich abwechselnd mit Urethraspülungen 1:1500 à 1:1000. In komplizierten Fällen keinen so guten Erfolg; aber das gilt auch bei den anderen Gonorrhoemitteln. Für Rivanol spricht die Tatsache, daß ungefähr die Hälfte der Patienten schon lange mit anderen Mitteln vergeblich behandelt waren. Bei der Behandlung der Gonorrhoe des Weibes sind die Resultate noch unsicher. Gegen Ulcus molle hilft Rivanol nicht.

Ferner ergab sich ein guter Erfolg bei Dermatosen von infektiösem Ursprung: bei Pyozyaneusinfektion von Ulcera cruris in allen 4 Fällen gute Wirkung; auch bei Impetigo contagiosa (bei der durch Streptokokken besser als bei der durch Staphylokokken verursachte), bei Ekthyma und Pyodermien post scabiem.

Wenn wir nun die Bilanz ziehen, sehen wir Übereinstimmung in betreff der günstigen Wirkung von Rivanol bei Bursitis, Mastitis, heißen Abszessen, Furunkeln, Karbunkeln, eitrigen Wunden, Drüseneiterungen.

Von Biberstein erfahren wir guten Erfolg bei Gonorrhoe und Dermatosen von infektiösem Ursprung; von Klapp bei Gonorrhoe der Gelenke und Bursac. Wir sehen bei Katzenstein und Schulz Enthusiasmus über die Anwendung als Antiseptikum der Bauchhöhle, erfahren von Leschke Erfolg bei Pyelitis, Endokarditis und Arthritis; von Hammerschlag bei Pyosalpinx, infektiertem Partus usw.

Über die Anwendung von Rivanol bei Gelenkempyem melden uns Klapp und Siebrecht und Ujhelyi gute Erfolge, Katzenstein und Schulz enthalten sich einer positiven Anerkennung.

Wirkliche Meinungsverschiedenheit besteht über den behaupteten guten Erfolg von Rivanol bei Erysipelas, Sepsis und Pleuraempyem, worüber also augenscheinlich die Akten noch nicht geschlossen sind. Nach den oben geschilderten Erfahrungen mit den Chininabkömmlingen und mit Trypaflavin können wir aber auch in den Punkten, in denen Einigkeit besteht, noch keineswegs zugeben, daß der Heilerfolg gesichert ist.

Ein Vergleich der Heilwirkung des Rivanols mit der anderer Mittel hat
selbstverständlich noch sehr wenig stattgefunden; nach **Klapp** wirkt Rivanol
weit sicherer als Vuzin beim Gelenkempyem.

II. Giftigkeit.

a) Letale Dosis.

Wir verfügen glücklicherweise noch über keinen Bericht, woraus sich
ein Überschreiten einer quoad vitam hominis schädlichen Dosis ableiten
ließe. Mitteilungen betreffs Tierversuche machen **Morgenroth, Schnitzer**
und **Rosenberg**: als Dosis tolerata pro 20 g Maus geben sie an bei subkutaner
Injektion 0,3 ccm 1 : 200. bei intraperitonealer 0,5 ccm 1 : 600 und bei intravenöser 0,5 ccm 1 : 1500.

Katzenstein und **Schulz** erwähnen Experimente von **Libowitz**, der
Rivanol bei Hunden anwandte, um zu sehen, ob bei Injektion in die Bauchhöhle vielleicht Verwachsungen auftraten; bei einem Experiment mit einer
zu großen Dosis (welche wird in dieser Mitteilung nicht angegeben) starb das
Tier nach Verlauf von 8 Tagen an einer akuten Nephritis.

Die „**Farbwerke vorm. Meister Lucius & Brüning, Höchst a. M.**"
geben als letale Dosis für Kaninchen bei intravenöser Injektion 50 mg pro kg
an und bei subkutaner 100 mg. Dieselbe Dosis bei langsamem Einlauf wirkt
viel schwächer. Wir können dies hier noch bestätigen. Wir (**Sluyters** und
Wolff) beobachteten bei intravenöser Injektion bei Kaninchen ebenfalls, daß
diese sofort zugrunde gingen bei einer Dosierung von 50 mg pro kg Tier, während
sich bei sehr langsamer Injektion ca. 80 mg letal zeigten. Wie auch die Farbwerke bemerken, tritt der Tod durch Atemstillstand ein.

b) Schädigung der Gewebe.

Über die etwaige schädliche Wirkung des Präparates auf die
Gewebe besitzen wir mehr Mitteilungen.

Rosenstein sagt, daß Rivanol das Gewebe auffallend wenig reizt. Die
Steigerung der Entzündung, die bei Injektion mit Vuzin auftritt, fehlt hier
fast ganz. Der Schmerz ist nur der erhöhten Spannung zuzuschreiben.

Härtel und **v. Kishalmy** sahen ein Abklingen der Entzündungserscheinungen. Eine Rivanol-Novokain-Kochsalzlösung 1 : 1000 löst bei der Injektion
keine Schmerzen aus; die Schmerzfreiheit hält noch an, nachdem die Wirkung
des Novokains schon erloschen sein muß.

Klapp behauptet dagegen, daß Rivanol bei Injektion ins Gelenk eine leb-
hafte akute Entzündung hervorruft (histologisch geprüft); nach ihm ist das ein
Vorteil. Die heftigen Schmerzen, im Anschluß an die Injektion, verschwinden
bald.

Auch nach **Siebrecht** und **Ujhelyi** macht Rivanol eine akute Entzündung
mit Leukozytose im Sinne der Bierschen „Heilentzündung". Sie behaupten
aber, daß es die Gewebe nicht schädigt und schmerzlindernd wirkt.

Biberstein erwähnt bei urethraler Anwendung von Rivanol ca. 1 : 500
starke Reizung, sogar ein Auftreten von blutiger Sekretion; beginnt man mit
geringerer Konzentration, so bekommt man später mit der stärkeren keine
Reizung mehr.

Katzenstein und Schulz meinen, daß die Möglichkeit des Entstehens von Nephritis bei Rivanolanwendung besteht; demgegenüber steht, daß Leschke, Hammerschlag, F. Meyer und Keller keine Nebenwirkungen nach intravenöser Injektion sahen und auch keine Nephritis.

Axhausen berichtete mündlich, daß er die schädliche Wirkung einiger Antiseptika (3% Karbolsäure, Phenolkampfer, Vuzinlösungen) auf Gelenkknorpel untersucht hat und bei Rivanol nur eine sehr geringe Schädigung hat feststellen können; 1 : 400 war noch unschädlich.

Das Bindegewebe der Maus würde eine Konzentration 1 : 1000 und 1 : 500 gut vertragen. Nach 2—4 Tagen geht ein eventuelles Infiltrat wieder zurück; ebenso beim Pferd.

Wessely erwähnte an der 46. Tagung für Chirurgie, daß Rivanol Reizungserscheinungen am Auge gibt bei Anwendung von seinen bekannten Methoden (Vuzin ebenfalls).

Zwei von uns (Sluyters und Wolff) sahen in einem Falle von intrakornealer Injektion von Rivanol 1 : 1000 in Salzlösung beim Kaninchen keine Reaktion, in einem zweiten Falle aber wohl.

III. Wirkung auf Blut.

Über die Wirkung von Rivanol auf das Blut haben wir in der Literatur nur noch sehr wenige Hinweise. Rosenstein erwähnt, daß bei Rivanol Leukozytose auftritt im Gegensatz zu Vuzin, das Leukopenie und Hämolyse zur Folge hat. Da gerade diese Frage von Beziehungen von Rivanol auf Blut uns von Wichtigkeit schien, haben wir eigene bisher nicht veröffentlichte Untersuchungen im hiesigen pharmakologischen und hygienischen Institut angestellt [1]).

Hierbei ergab sich, daß dem Rivanol agglutinierende Eigenschaften zuzuschreiben waren und zwar in einer Verdünnung 1 : 1000 gegenüber defibriniertem Menschenblut; für in Salzlösung suspendierte Erythrozyten war die agglutinierende Konzentration 1 : 2000; in dieser Verdünnung entstand hier auch noch eine schwache Hämolyse, welche bei Konzentration 1 : 1000 deutlich wurde.

Was die Leukozyten anlangt, so wurden bei Kaninchen je 6 Kapillarröhrchen unter die Haut des Schädels gebracht. Von diesen waren je 3 gefüllt mit Staphylokokkenemulsion in Rivanol in Salzlösung 1 : 100000 und 3 mit Staphylokokkenemulsion in reiner Salzlösung. Nach 2 Tagen waren in den Röhrchen mit Rivanol ebenso große Säulchen Leukozyten wie in den Kontrollröhrchen. Bei Wiederholung des Versuches mit Rivanol 1 : 5000 (und mit getöteten Kokken) sahen wir daß in den Kontrollröhrchen mit Salzlösung sich etwas größere Leukozytensäulchen gebildet hatten.

Die Resorption aus dem Gewebe geht nach Mitteilung der Farbwerke sehr langsam.

IV. Antiseptische Wirkung.

Zum Schluß bleibt uns noch zu besprechen die antiseptische Wirkung von Rivanol im Experiment. Auch hier glaubten wir die bisherigen Angaben durch eigene Untersuchungen ergänzen zu sollen [1]).

---

[1]) Die Versuche wurden im wesentlichen von Sluyters mit Unterstützung von Frl. Schulte und Frl. Boeg ausgeführt.

a) In vitro.

Morgenroth, Schnitzer und Rosenberg fanden, daß Rivanol in Konzentration 1 : 100000 tödlich wirkte gegenüber verschiedenen Streptokokkenstämmen, während im Serum die Wirkung bis über das Doppelte verstärkt wurde. Wreschner (s. Morgenroth, Schnitzer und Rosenberg) fand für Staphylococcus citreus 1 : 20000 als letale Konzentration.

In unseren Versuchen ergab sich, daß die tödliche Konzentration von Rivanol für einen hämolytischen Streptokokkenstamm 1 : 100000 betrug, also in Übereinstimmung mit den genannten Forschern, daß jedoch die Wirkung in Pferdeserum mindestens zweimal schwächer war, also in vollkommenem Widerspruch zu Morgenroth, Schnitzer und Rosenberg. Für einen anhämolytischen Streptokokkenstamm fanden wir als letale Konzentration 1 : 50000[1]). Für einen Stamm von Staphylococcus citreus 1 : 20000 (s. Wreschner) und für einen Staphylococcus aureus aus Eiter auch 1 : 20000, während hierbei die Dose 1 : 50000 das Wachstum hemmte. Gegenüber Staphylokokken war der schwächender Einfluß des Serums weniger deutlich.

Weiter scheint uns der folgende fünfmal wiederholte Versuch sehr bemerkenswert: Wir fanden, daß die Wirkung des Rivanols im Blut und Eiter außerordentlich stark abgeschwächt wird. Es befremdete uns, daß diese Versuche noch nicht angestellt waren, da ja unter anderem aus den Untersuchungen von Bieling und von Bijlsma bekannt war, daß die Wirkung von Vuzin und Eukupin im Blut stark abnimmt. Im einzelnen fanden wir, daß im Eiter die Staphylokokken noch in einer Rivanolkonzentration von 1 : 100 Wachstum zeigten und ebenso im Blut. Die letale Konzentration für hämolytische Streptokokken im Blut war 1 : 2000 also noch 50 mal so stark wie in Bouillon; für anhämolytische war 1 : 1000 nicht tödlich. Im Eiter war die letale Dosis für hämolytische Streptokokken 1 : 200. Es ist uns nicht bekannt, wovon diese schützende Wirkung des Blutes abhängt. In Versuchen mit formalisierten Erythrozyten zeigte sich, daß sie nicht von dem Leben der roten Blutkörperchen abhängt.

Auch bei Rivanol hat sich erwiesen, daß die Wirkung des Antiseptikums abhängig ist von der Wasserstoffionenkonzentration des Mediums; wie schon oben erwähnt zeigten Michaelis und Dernby dies auch für Vuzin und Eukupin und Browning bei Trypaflavin. Dementsprechend fanden wir, daß die letale Dosis von Rivanol gegen Staphylokokken in Phosphatmischungen (mit 1 %/00 Pepton) bei P_H 5,95—6,4 1 : 20000 betrug; bei P_H 6,7 1 : 100000; bei P_H 7,15 und 7,55 1 : 200000 und bei P_H 8 war schon 1 : 500000 tödlich!

b) Antiseptische Wirkung in vivo.

Über die antiseptische Wirkung von Rivanol in vivo finden wir von Morgenroth, Schnitzer und Rosenberg erwähnt, daß mit subkutaner Anwendung bei Mäusen eine Sterilisation zu erzielen ist in der Konzentration 1 : 40000

---

[1]) Wir fanden gegenüber einem puerperalen Streptokokkenstamm eine geringe Wirkung des Rivanols; in Bouillon war 1 : 2000 und in Serum 1 : 1000 erst tödlich. Also keine pantherapeutische Wirkung des Rivanols. Die Unempfindlichkeit dieses Stammes gegen Trypaflavin haben wir schon S. 534 erwähnt.

gegenüber Streptokokken und gegenüber Staphylokokken mit einer Dosierung von 1 : 20000 bis 1 : 40000. Morgenroth versuchte weiter mit Rivanol eine 5—18 Stunden bestehende eitrige Infektion bei der Maus durch Umspritzung des ganzen Gebietes mit Rivanol zu heilen; es gelang ihm in der Konzentration 1 : 2000 bis 1 : 4000. Wir haben weiter versucht eine experimentelle Streptokokkenperitonitis der Maus mit Rivanol zu beeinflussen; diese Versuche sind noch nicht abgeschlossen: so viel ist wenigstens sicher, daß Injektion von Rivanol in allen Fällen die letale Wirkung der Streptokokken stark abgeschwächt hat, so daß alle Tiere länger im Leben geblieben sind. Ein Versuch, um eine experimentelle Staphylokokkengonarthritis beim Kaninchen mit Rivanol zu heilen, ist mißlungen. Vor allem ist nötig, wie auch Fischer zu Recht sagt, daß die Fibrinflocken, worin die Bakterien versteckt sind, entfernt werden; der Kanincheneiter ist aber von vornherein sehr dick und viskös. Die zu entfernende Masse wird nun auch noch infolge der Niederschläge, die durch die Rivanollösung in der eiweißhaltenden Flüssigkeit entstehen, zu dick, als daß wir sie mit einer Kanüle aspirieren könnten; als weiter störend kommt der enge Gelenkspalt des Kaninchenknies in Betracht, der den Gebrauch einer irgendwie größeren Kanüle verbietet. Wir hoffen, demnächst geeignetere Tiere, z. B. Hunde für diese Versuche gebrauchen zu können. Zum Schluß müssen wir die Frage beantworten, ob dem Rivanol noch andere als bakterizide Eigenschaften zukommen. Antiphlogistische gewiß nicht, da z. B. Rosenstein und Keller erwähnen, daß nach Anwendung des Rivanols eine leichte Temperaturerhöhung auftreten kann. Was proliferationerregende Eigenschaften des Rivanols betrifft, so haben wir gesehen, daß die Meinungen über die reizende Wirkung auf die Gewebe geteilt sind, wofür wir nach Punkt II b verweisen können. Vor kurzem erschien eine Mitteilung von Blaß über Rivanol als granulationhemmendes Mittel; diese Hemmung braucht indessen nicht immer ein Nachteil zu sein; bei Prozessen, wo man Verwachsungen fürchtet (in der Bauchhöhle, Pleurahöhle usw.), könnte also das Mittel außerordentlich gute Dienste leisten.

Dritter Teil.

Die antiseptischen Versuche in vitro und in vivo als Grundlage der Therapie[1]).

In der Einleitung haben wir darauf hingewiesen, daß nur mit einem gewissen Vorbehalt die antiseptische Wirkung eines Mittels zur Grundlage der Therapie gemacht werden kann, so zweckmäßig auch diese Betrachtungsweise für das Finden neuer Mittel ist.

Wir haben ferner dabei schon erwähnt, daß die Ergebnisse der antiseptischen Experimente in vitro und vivo an und für sich keineswegs leicht zu deuten bzw. zu erklären sind, daß aber ferner der Vergleich der Resultate in vitro mit denen in vivo schwierig ist und endlich die Übertragung der experimentellen Befunde für die Therapie am Menschen neue Schwierigkeiten schafft. Wir müssen auf dieses alles, sei es noch so kurz, hier eingehen, ohne den Anspruch

---

[1]) Die in diesem Teil genannten Autoren sind bis auf wenige Ausnahmen bereits in den Literaturverzeichnissen der vorhergehenden Abschnitte zitiert.

zu erheben, daß wir diese Schwierigkeiten auch nur irgendwie erschöpfend behandeln oder nur aufzählen.

I. Schwierigkeiten der Deutung der Experimente in vitro.

Sie lassen sich vielleicht alle unter dem Gesichtspunkt zusammenfassen, daß es sich bei der Wirkung eines Mittels gegen Mikroben nicht um eine chemische Reaktion handelt, wo beide Reagenzien sozusagen passiv sind, sondern um die Beeinflussung eines Lebewesens, daß also kurz gesagt, wie dies Rohde (S. 31) ausdrückte „die aktive Rolle des Mikroorganismus die Feststellungen erschwert".

1. Die Ergebnisse hängen natürlich von der Art des Erregers ab, aber darüber hinaus von Artunterschieden, die sich keineswegs bakteriologisch vollkommen fassen lassen. Wir erinnern darum an das Bestreben Morgenroths, bei seinem Rivanol gegenüber Streptokokken wirklich ein pantherapeutisches Präparat zu schaffen, das allen Stämmen gegenüber wirksam ist.

2. Verwandt hiermit, aber doch eine Schwierigkeit sui generis ist die von Morgenroth beobachtete sog. „Chemoflexion", daß nämlich Mikroorganismen unmittelbar nach der Einwirkung eines Mittels für einige Stunden eine Unempfindlichkeit zeigen, die keineswegs konstant ist.

3. Diese „Chemoflexion" hat Morgenroth getrennt von der häufigen und die Ergebnisse sehr beeinflussenden Arzneifestigkeit; diese ist bekanntlich dauernd und wird vererbt.

4. Hiervon ist aber wiederum die Tatsache zu trennen, daß Stämme von Pneumokokken, allein durch mehr oder weniger langes Züchten auf künstlichen Nährboden, optochinunempfindlich werden, ohne an Pathogenität einzubüßen[1]. Es ist dies also eine Arzneifestigkeit ohne Gebrauch der Arznei, allerdings keine dauernde, denn durch Tierpassage können die Kokken ihre ursprüngliche Empfindlichkeit zurückgewinnen.

5. Schon oben bei Trypaflavin wiesen wir daraufhin, daß für den Ausgang eines antiseptischen Versuches oft allein die ursprünglich vorhandene Menge der Bakterien entscheidend ist, nicht etwa nur in dem Sinne, daß es zu viele sind, um vom Antiseptikum getötet zu werden, sondern im Gegenteil, daß, weil es so viele sind, sie sich selbst in ihrem Wachstum hemmen oder sogar töten (Browning und Cohen).

6. Die große Rolle, welche das Milieu spielt, sowohl hinsichtlich seiner Wasserstoffionenkonzentration wie hinsichtlich der Dispersität und wohl noch anderer physikalischer Eigenschaften, haben wir mehrmals erwähnt. Die außerordentlichen Unterschiede der Ergebnisse, je nachdem Serum, Blut, Eiter, Gewebszellen anwesend sind, finden zum Teil dadurch ihre Erklärung.

7. Das Wort „Bakteriophage" weist auf neue, bis vor kurzer Zeit unbekannte Möglichkeiten hin, die ungeahnte Verwicklungen schaffen können.

8. Es sei nochmals auf die unspezifische Wirkungsweise von allen möglichen Substanzen hingewiesen (Proteinkörpertherapie, Protoplasmaaktivierung usw.).

---

[1] Koch, Virchows Arch. f. pathol. Anat. u. Physiol. 227, H. 1. Zit. nach Dtsch. med. Wochenschr. I, 250, 1920.

II. Schwierigkeiten der Deutung der Experimente in vivo und beim Vergleich der Resultate in vivo mit denen in vitro.

Haben wir eben unter I, von der Schwierigkeit gesprochen, die durch Einschaltung eines aktiven Momentes in den Reaktionsverlauf entsteht, wenn Mikroben einem Antiseptikum gegenüberstehen, so wird die Schwierigkeit sozusagen in eine höhere — unbekannt wie hohe — Potenz erhoben, wenn noch ein ganzer Tierorganismus in die Reaktion eintritt; das Antiseptikum selbst bekommt so womöglich nur eine untergeordnete Bedeutung in dem Kampfe zwischen den beiden agierenden Stoffen, Mikrobe gegen Organismus (s. a. Einleitung). Von dieser prinzipiellen Erwägung abgesehen, ergeben sich unter anderen folgende Schwierigkeiten im einzelnen:

1. Der ursprüngliche, für unser Verständnis so bequeme Gegensatz von parasito- zu organotrop besteht sicher nicht in der Schärfe, wie sich Ehrlich ursprünglich vorgestellt hat — oder vorsichtiger, um dem genialen Manne nicht zu nahe zu treten —, wie Ehrlich dies so scharf ausgesprochen, um seinen fruchtbaren Ideen um so leichter Eingang zu schaffen. Bestände dieser Gegensatz, dann hätten wir beim idealen Mittel, das zu 100% parasitotrop ist, mit dem Organismus als Mitkämpfer gegen die Erreger nichts mehr zu tun. Ohne auch hier wieder die ganze Frage aufzurollen, sei an den Begriff der Transgression von Morgenroth erinnert, der, auf Grund von neuen Tatsachen geschaffen, lehrt, „daß zwischen den Affinitätsäußerungen zu Organ und Parasit innige und sehr verwickelte Beziehungen bestehen".

2. Oben beim Vuzin erwähnten wir den Gegensatz von der starken Wirkung des Optochins in vitro zu seinem schwachen Einfluß in vivo[1]). Dieser war so schwach, daß sogar paradoxerweise im Tierkörper das Optochin von dem in vitro schwächeren Vuzin an Wirkung weit übertroffen wird. Als Grund dieses paradoxen Verhaltens erkannte Morgenroth die Resorptionsfähigkeit eines Mittels. Optochin wird wohl besser resorbiert: die Konzentration des Optochins nimmt dadurch so schnell ab, daß es selbst noch nicht einmal nur so viel leistet wie das an und für sich schwächer wirkende, aber länger an Ort und Stelle liegenbleibende Vuzin.

3. In der Einleitung hatten wir gesagt, daß das Antiseptikum den Organismus so verändern kann, daß er nun mit neuen Kräften begabt vor den Parasiten geschützt ist; diese brauchen überhaupt nicht getroffen zu werden, also von einer antiseptischen Wirkung kann gar nicht die Rede sein. Hier muß nun andererseits betont werden, daß ein antiseptischer Effekt eines Mittels erst in vivo zustande kommen, in vitro aber ausbleiben kann, weil umgekehrt der Organismus das Antiseptikum verändert und erst durch die Veränderung zu einem geschickten Vernichtungsmittel macht. Solche Veränderungen kennen wir und benutzen ja zum Teil absichtlich das Vermögen des Körpers, um sozusagen das Geschoß erst an bestimmter Stelle scharf zu machen (Salol u. dgl.).

4. Jedes antiseptische Ergebnis in vivo hängt, außer vom Individuum mit seinen unbekannten Kräften, von der Tierart ab und hierbei wieder, ohne Rücksicht auf die innere, artspezifische Reaktion, einfach von mechanischen Verhältnissen. Die so dünne Haut der Maus wird ein anderes Ergebnis bei antiseptischen Behandlungen liefern als die Haut des Hundes; der Gelenkspalt

---

[1]) Morgenroth, Dtsch. med. Wochenschr. 1919, I, 505.

beim Kaninchen ist so eng, daß keine Spülungen gemacht werden können; im
lockeren Bindegewebe der Maus wird sich ein Mittel weiter verbreiten als intra-
kutan. Ein Schnitt, der beim Meerschweinchen am Rücken gesetzt und infiziert
wird, muß zu ganz anderen Ergebnissen als am Bauch führen, denn dort
(Reinhardt) „ist die Haut dünner, das subkutane Gewebe lockerer, gefäß-
reicher, das Peritoneum sehr dicht benachbart, so daß Keime, besonders sehr
virulente, leicht direkt durchwandern können, wie dies bei Pneumokokken und
Hühnercholeraversuchen zu beobachten war".

Damit haben wir 5. die Technik der Infektion gestreift, den Unterschied
von Hautwunden, tiefen Wunden, geschlossenen Wunden, wobei ganz verschiedene Ergebnisse entstehen müssen.

6. Von den mechanischen anatomischen Verhältnissen der Technik wird
abhängen, ob eine Verschleppung von Keimen leicht oder gar nicht eintritt.
Als 1893 Schimmelbusch die Milzbrandinfektion am Schwanz einer Maus
unmittelbar nach der Infektion mit Antiseptizis behandelte, gingen diese Experimente alle erfolglos aus. Dies hatte weiteren Versuchen in vivo lange ent-
gegengestanden, denn man sagte: Die Erreger sind ja sofort im Kreislauf, es
hilft ja doch nichts. Ja für manche scheinen diese Versuche sogar jetzt noch
eine unüberwindliche Schranke zu bedeuten; so glaubt noch im vorigen Jahre
Finger daraus ableiten zu müssen: „Die Desinfektion einer infizierten Wunde
ist ein Ding der Unmöglichkeit." — Wieviel wissenschaftliche Unmöglichkeiten
sind schon Wirklichkeiten geworden! — Indessen spielt die Verschleppung eine
große Rolle, und möglicherweise hat Reinhardt recht, wenn er seine paradoxen Ergebnisse, daß stärkere Konzentration eines Mittels versagt, auf die
unregelmäßige und unberechenbare Keimresorption zurückführt. Und es
ist ihm zuzugeben, daß natürlich dadurch „akute oder chronische (latente,
rezidivierende) Allgemeininfektionen entstehen, die entweder heilen oder durch
letalen Ausgang den Erfolg der Desinfektion wieder aufheben".

7. Es bleibt eine nicht immer einwandfrei entschiedene Frage, namentlich
bei der offenen Wundbehandlung, ob nicht außer dem absichtlich eingeführten
Krankheitserreger auch noch andere hinzugekommen sind.

8. Es genügt das Wort „Virulenzveränderung", um zu erinnern, mit
welchen unbekannten Größen wir zu rechnen haben.

9. Bei Virulenzänderungen denken wir an Änderungen der Pathogenität.
Oben erwähnten wir die auf unserem Gebiete gefundene Tatsache (Koch),
daß die Virulenz beim Züchten auf künstlichen Nährböden sich nicht zu ändern
braucht, wohl aber die Optochinempfindlichkeit, z. B, abnimmt. Hätten wir
also hierbei in vitro festgestellt, daß der Stamm A sehr empfindlich gegen
Optochin ist, benützen wir ihn dann nach einigen Tagen zu Tierversuchen
und wenden die entsprechenden Optochindosen an, so sterben die Tiere.
Diese Diskrepanz ist also nur entstanden, weil wir nicht gerade am gleichen
Tage die Empfindlichkeit in vitro bestimmt haben.

10. Vielleicht im Zusammenhange mit Virulenzänderungen oder richtiger mit
der vorläufigen Unmöglichkeit, die Virulenz überhaupt exakt feststellen zu
können, steht wohl folgender von Neufeld, Schiemann und Baumgarten
beobachteter Befund in Verband: mit größeren Mengen infizierte Tiere kommen
bei Behandlung mit Akridinpräparaten durch, während gleich behandelte Tiere
infiziert mit kleineren (auch noch mehrfach tödlichen) Dosen sterben.

11. Fast noch paradoxer ist die ebenfalls von den genannten Autoren gelegentlich beobachtete Tatsache, daß statt der Heilwirkung durch z. B. Trypaflavin eine Steigerung der Infektiosität durch das Mittel eintritt; und zwar tritt dies nicht auf bei schwächsten Konzentrationen der Droge, bei denen man z. B. die Wachstumsbeförderung aus Reagenzglasversuchen kennt, sondern gerade bei großen Dosen. Hier handelt es sich wohl aber wiederum um gar keine Beziehung von Antiseptikum und Mikrobe, sondern um Beeinflussung des Organismus. Wenigstens meinen die Autoren auch, daß vermutlich durch die großen Dosen das Widerstandsvermögen des Versuchstieres stärker beeinträchtigt wird als die Vitalität der Krankheitskeime, so daß diese siegen[1]).

12. Nicht immer ist scharf genug der prophylaktische vom therapeutischen Versuch getrennt worden, nicht immer deutlich genug der Unterschied betont worden, den der zeitliche Zwischenraum hervorbringt, der zwischen Infektion und Injektion — allgemeiner: der Anwendung des Heilmittels — gelassen wird. Anschaulich führt Bieling bei seinen Gasbrandversuchen etwa folgendes aus:

„Während die Einspritzung der Alkaloide in genügender Menge unmittelbar vor, gleichzeitig mit und unmittelbar nach der infizierten Ödemflüssigkeit die Tiere mit größter Wahrscheinlichkeit gegen Infektion schützt, ist ein solcher Schutz, wenn man nur 1—2 Stunden nach der Infektion wartet, ehe man das Vuzin oder Eukupin (sogar in viel stärkerer Konzentration, z. B. 1 %) einspritzt, nur viel unvollkommener zu erreichen, und es sterben trotzdem mehrere Tiere, obgleich der Verlauf der Krankheit protrahiert wird. Wartet man noch länger, so sterben die Tiere alle."

Der Zwischenraum kann auf 0 zusammengeschrumpft sein, im gewissen Sinne negativ werden, wenn die Erreger schon vor ihrer Benutzung zur Infektion mit dem Heilmittel zusammengebracht werden.

13. Eine große, nicht immer aufgeklärte Rolle spielt das Alter der Lösung des Heilmittels; frisch bereitete haben oft eine viel stärkere Wirkung (Morgenroth und Abraham) im Tierkörper als ältere Lösungen, während sich deren Einfluß auf die Bakterien in vitro nicht geändert hat.

III. Schwierigkeiten des Vergleiches von Ergebnissen in vitro und in vivo mit Erfahrungen am Menschen.

Diese letzte Gruppe enthält die Schwierigkeiten, die entstehen, einerseits wenn man aus — selbst gut zu deutenden — Versuchen in vitro und vivo, Schlüsse für die therapeutische Anwendung am Menschen zu machen sucht, und andererseits, wenn man die Gründe für einen guten oder schlechten Ausgang aus den experimentellen Gegebenheiten ableiten will. Das, was wir als Schwierigkeiten bei der Deutung von Tierversuchen und für einen Vergleich solcher Versuche untereinander gesagt haben (II, 3—5), gilt in verstärktem Maße, wenn wir Erfahrungen bei Menschen zu denen am Tier in Beziehung setzen. In der Hauptsache handelt es sich um folgendes:

---

[1]) In einer eben erschienenen Arbeit von Wels (Ztschr. f. d. ges. exp. Med. **28**, 347. 1922) wird auf die sehr interessante, andererseits neue Verwicklungen herbeiführende Tatsache gewiesen, daß durch Einwirkung von Geweben (auch Serum) die bakterizide Eigenschaft einer bestimmten Farbstoffkonzentration in das Gegenteil verwandelt werden kann.

1. Die oft völlig verschiedenen mechanisch-anatomischen Verhältnisse bedingen, auch alles andere gleich gesetzt, einen völlig anderen Verlauf.

So führen z. B. mit Recht Browning und Cohen an, daß beim Menschen eine größere Neigung als beim Tier besteht, Prozesse, gerade von Eitererregern hervorgebracht, zu lokalisieren; es werden dadurch solche Erreger beim Menschen leichter vom Antiseptikum erreicht werden als beim Tier.

2. Der Größenunterschied von Mensch und dem häufigst gebrauchten Versuchstier, der Maus, ist z. B. so beträchtlich, daß man in manchen Fällen ohne weiteres fühlt: die Quantität schlägt hier in Qualität um. Das heißt, wenn an der Maus eine subkutane Injektion von 1 ccm einen Heileffekt hat, so kann die Wirkung eine qualitativ andere sein, wenn beim Menschen eine Injektion von 5 ccm hilft. Denn um die Wirkung einigermaßen vergleichen zu können, müßten wir statt bei der Maus 1 ccm beim Menschen vielleicht 5 l einspritzen. Ähnliches gilt natürlich für die anderen Anwendungsweisen. —

Wir wollen uns aber jetzt nicht weiter in der Aufzählung von Schwierigkeiten verlieren, sondern gerade trotz aller dieser betonen, wie groß die

IV. Bedeutung der experimentellen Ergebnisse in vitro und vivo

ist. Es wäre sehr bedauerlich, wenn wir durch unsere Auseinandersetzung den Eindruck erweckt hätten, als könnten wir der experimentellen Prüfung bei der chemotherapeutischen Antisepsis entraten. Jedenfalls besteht zur Zeit kein besseres oder auch nur annähernd so gutes Mittel als der Tierversuch. Im Anschluß an die Experimente in vitro, gerade als Grundlage für die Wundbehandlungsmethoden, zeigt der Tierversuch (Reinhardt) „mit einer Keimart, mit dosierter Infektion, dosiertem Desinfektionsmittel, abgepaßter Behandlungszeit und Kontrolle des Wundverlaufes am unbehandelten Tier" die außerordentlichen Vorteile gegenüber noch so guter, klinischen Beobachtung.

Durch unsere Kritik der experimentellen Grundlage soll auch weiter keineswegs etwa der Gedanke aufkommen, als hätten die wichtigsten Pioniere auf diesem Gebiete nicht selbst die Schwierigkeiten gesehen und etwa blind aus ihren Versuchen im Reagenzglas die Anwendung am Mensch propagiert. Im Gegenteil, bei allen ernsteren Bearbeitern tritt der Wunsch auf, nach möglichst exakten Bestimmungsmethoden, ohne natürlich, trotz dieses Wunsches, die prinzipiellen Schwierigkeiten beseitigen zu können.

Ein großer Gewinn auf diesem Gebiete bedeutet aber auch Klarheit und Ordnung. Sie suchte Morgenroth durch Einführen eines Maßes zu fördern. Gerade für die oben geschilderten Versuche mit Vuzin, insbesondere mit Rivanol, benutzte er den sog. „absoluten Desinfektionsquotient". Morgenroth versteht darunter den Quotienten aus der Desinfektionswirkung in vitro in die in vivo. Wird z. B. in Reagenzglasversuchen für die völlig abtötende Grenzkonzentration 1 : 100000 als Durchschnittswert ermittelt, erreicht man aber im subkutanen Gewebe der Maus mit 1 : 50000 vollkommene Sterilisierung des Unterhautbindegewebes, so ist der Koeffizient $^{1}/_{2}$. Wird der Quotient 1, so würde nach Morgenroth dies bedeuten, daß in den Geweben keine Abschwächung der Desinfektionswirkung gegenüber der im Reagenzglase eintritt. Ohne daß wir uns mit den wenigen Gründen begnügen können, die Morgenroth angibt für ein Abweichen des Quotienten im Sinne des < als 1 und > als 1, so ist doch klar, daß zur Orientierung ein solches Maß sehr zweckmäßig ist; zur Erläuterung könnte ja noch kurz hinzugesetzt werden Tierart, benutzte Bakterienstämme, Infektionsmodus, Zeit zur Infektion und Anwendung des Mittels und einiges mehr.

Schluß.

Eine Zusammenfassung, so gewünscht sie im allgemeinen ist, glauben wir nicht geben zu sollen. Sie würde dem Leser wohl die Mühe abnehmen, das Ganze durchzusehen, aber er hätte dann doch nur wieder ein subjektives Urteil mehr gehört. Uns war vor allem daran gelegen, es leichter zu machen, sich selbst ein Urteil zu bilden an der Hand der bisherigen Tatsachen — oder besser — der sog. Befunde. Eine Zusammenfassung wäre dann nur eine kürzere und dann weniger verständliche Wiederholung oder — eine subjektive Auswahl.

Interessiert den Leser unsere eigene Ansicht, so ist es kurz die: Alle die genannten Mittel können Gutes leisten. Die gute Leistung ist aber nur in der Hand des guten Arztes zu erwarten, und beim Gebrauch ist stets daran zu denken, daß wir kein endgültiges Heilmittel in der Hand haben.

Auch muß man im Auge behalten, daß das bis jetzt systematisch durchforschte Gebiet ziemlich eng umgrenzt ist und hinsichtlich der Eitererreger nur die Chinin- und Akridingruppe umfaßt. Es gibt aber allein unter den Farbstoffen und ihren Verwandten noch viele andere Gruppen, welche ebenfalls zu bakterizider Wirkung imstande sind, wie die Triphenylmethanderivate (Browning und Gilmour, Müller), die Zyaninstoffe (Browning, Cohen, Gulbransen [1])), die Phenazinverbindungen (Browning und Cohen) und vielleicht noch andere mehr. Fast immer ist ihre Wirkung auf einzelne Arten von Krankheitserregern stärker als auf andere, ohne daß aber eine so scharf umgrenzte Spezifität, wie man sie sich früher vorgestellt hat, besteht. —

Unserer Meinung nach darf es nicht verwundern, daß etwa bisher ein ideales Mittel noch nicht gefunden ist, sondern im Gegenteil bewunderswert ist, daß bisher in außerordentlich kurzer Zeit soviel geglückt ist. Dies muß uns in der Überzeugung bestärken, daß der Weg, den Ehrlich eingeschlagen, den sein bedeutendster Schüler Morgenroth soweit verfolgt hat, bei angestrengter gemeinschaftlicher Arbeit von Pharmakologen, Chemikern, Bakteriologen und Praktikern zum Ziele führen kann.

---

[1]) Browning, Cohen, Gulbransen, Brit. med. Journ. I, 514, 1922.